Ori Wolff

Der Autopilot im Netzwerk Mensch

Natürlich leben.

AF827972

Ori Wolff

Der Autopilot im Netzwerk Mensch

Natürlich leben.

lehmanns
media

Impressum

Bibliografische Information der Deutschen Nationalbibliothek
Die Deutsche Nationalbibliothek verzeichnet diese Publikation in der Deutschen Nationalbibliografie; detaillierte bibliografische Angaben sind im Internet unter `http://www.dnb.de` abrufbar.

2. überarbeitete Auflage 2024
Die erste Auflage erschien unter dem Titel *Natürlich leben.*
Helmholtzstr. 2-9
10587 Berlin
Umschlag, Satz & Layout: LaTeX Volker Thurner, Berlin

Druck und Bindung: Totem • Inowrocław • Polen
ISBN 978-3-96543-245-1 www.lehmanns.de

Inhalt

Vorwort 9

Der Mensch als Ganzheit 11
Die Ganzheit des Körpers ist wie ein Orchester . . . 11
Komplexitätsreduktion 13

1 Pilot und Autopilot im NetzwerkMensch 17
1.1 Pilot und Autopilot 17
Einfache Organisation und Regulation komplexer Lebewesen 20
Der Autopilot der Motorik, der Gedanken und der Gefühle 22
Schnelles Autopilot-Denken und rationales Pilot-Denken 24
Reflexe, Automatismen und Gewohnheiten 29
Die Geschwindigkeit der Koordination in unserem Körper 31
Ein Gepard auf der Jagd 31
Informationsverarbeitung lebender Systeme 34
Datenverarbeitung und Software in Lebewesen? 37
Der Funkverkehr der Kommunikation im Körper 37
Funktionen des Autopiloten: vom Lernen bis zu Programmen 39
Das Polyvagale Vegetative Nervensystem des Autopiloten 46
Das vegetative Nervensystem (VNS) 47
Die Polyvagale Theorie der 3 Schaltkreise des Vegetativen Nervensystems 49
Manipulation durch Marketing, Medien und Politik 56

Änderungen von Autopilot-Programmen, Stärkung des ‚sozialen Nervensystems' 56
Individuelle Freiheit oder der Autopilot geht einkaufen? 60
Wissenschaft ein sozialer Prozess – wissenschaftliche Gewissheit nach L. Fleck 64
Grenzgang des Bewusstseins: Pilot und Autopilot . 73
1.2 Bewusst Sein 76
Wahrnehmen der Wirklichkeit 76
Von der Wahrnehmung der Wirklichkeit zu einem Bewusstsein 82
Die Wissenschaft des Bewusstseins? 86
Bewusstsein in der Naturwissenschaft – evolutionäre Kybernetik und integrative Medizin 91
Die Philosophie des Bewusstseins – lineare und zirkuläre Kausalität 95
Von der Wahrnehmung über Ideen zur Handlung . 101
1.3 Datenverarbeitung und synthetische Biologie 107
Die Verhaltens-Technologie 108
Dataismus und Alltag 109
Heimat und Ganzheit 118

2 Natürlich Leben **121**
2.1 Ganzheitliches Bewusstsein 121
Die Pflicht zur Mitnatürlichkeit 125
Die Krise der Gesundheitssysteme in einer industrialisierten Gesellschaft 127
Vertrauen zu unserem Körper – unser Selbstvertrauen 133
Zusammenfassung 137
2.2 Das Konzept der KörperInformatik im Netzwerk-Mensch 138
KOMPLEMENTARITÄT in der Wissenschaft 139
„Einfach komplex" im Alltag – Eine Hilfe zur besseren Naturbeschreibung 144
Die komplementäre Vorgehensweise im Alltag . . . 146
Die Umprogrammierung des Autopiloten 147
Komplementäres Vorgehen bei Diabetes mellitus . . 148

Erweiterung wissenschaftlicher Grundlagen: Die integrative Physiologie 150
2.3 ‚Schnelles und langsames Denken' im polyvagalen vegetativen Nervensystem 153
Ein mitnatürliches Bewusstsein für eine friedliche mitmenschliche Zukunft 155
Mit dem Bewusstsein vom bio-logischen System 155
Kranke Gesellschaft – Kranke Menschen 157
Verhaltensänderung für eine humane Zukunft . . . 159

Anhang **165**
Die polyvagale Theorie – Polyvagal Theory 165
Literaturverzeichnis 174
Abbildungsverzeichnis 176

Vorwort

Während der Arbeit mit meinen Patienten fielen mir Funktionen und Reaktionen des Körpers auf, die ich im System der KörperInformatik im NetzwerkMensch zusammenfasste. In den beiden ersten Büchern habe ich deshalb eine erweiterte Physiologie mit ihren wissenschaftlichen Grundlagen vorgestellt: im ersten Buch [66] eher im Sinne eines Lehrbuches über eine zeitgemäße integrative Physiologie und im zweiten Buch [67] mehr zur Diagnostik und Therapie mit praktischen Anleitungen. Mit dem vorliegenden dritten Buch möchte ich die NetzwerkMensch-Physiologie in einen weiteren Kontext einbinden und konzentriere mich auf Phänomene, die mit dem bereits im ersten Buch erwähnten Autopiloten und mit dem Bewusstsein im weiteren Sinn zu tun haben.

Dieses Buch beschäftigt sich im Wesentlichen mit dem **‚Autopiloten' im NetzwerkMensch.** Die automatischen Funktionen der Bewegungen unseres motorischen Autopiloten entlasten unseren Alltag enorm. Gleiche Automatismen entlasten unser Denken und Handeln, bergen aber den Nachteil einer möglichen Einflussnahme von Dritten. Auf der Suche nach den Gründen unbemerkter Einflussnahme Dritter stieß ich unter anderem auf das „langsame und schnelle Denken" [41] und auf die Hauptfunktionen unserer Autopiloten: das vegetative autonome Nervensystem mit seiner polyvagalen Funktion [51]. Das Polyvagale Nervensystems folgt unserer Wahrnehmung von Angst oder Sicherheit. Dabei habe ich Hinweise eingeflochten, wie wir lernen können, mit unserem Autopiloten und unbewussten Ängsten im Alltag besser umzugehen. [53]

Ein Kern des Modells der KI (KörperInformatik) beruht auf der Erkenntnis der Datenverarbeitung in Lebewesen. [30][31] Diese Erkenntnis wird auch in „transhumanistischen" Programmen als

Grundlage verwendet, in denen dann im Rahmen der synthetischen Biologie patentierbare künstliche DNA, patentierte Tiere und Hybridmodelle des Menschen eine große Rolle spielen. [39] Aber auch die Entwicklung von Künstlicher Intelligenz, Roboter, und weitere Entwicklungen, die unseren Alltag durch zunehmende Überwachung bedrohen, werden thematisiert. [54][68] Diese Art der Umsetzung der Erkenntnis von Datenverarbeitung in Lebewesen, birgt eine große Zahl von Gefahren für das Individuum. Die einzelnen Auswirkungen sind teilweise schwer zu erkennen und noch schwerer zu überschauen. Dieser Entwicklung stelle ich das Modell einer modernen zeitgemäßen Medizin entgegen, zu dem auch ein ganzheitliches Bewusst-Sein gehört. Mit einem Ganzheitlichen Bewusst-Sein erkennen wir die Folgen einer industrialisierten Gesellschaft für die Gesundheitssysteme. [37]

Durch die Umsetzung der KörperInformatik im NetzwerkMensch gewinnen wir ein gesteigertes Vertrauen zu unserem Körper – ein stabileres Selbstvertrauen. Wir können durch die gewonnene individuelle Selbstsicherheit unser Verhalten umprogrammieren und wenden damit die integrative NetzwerkMensch-Physiologie in unserem Alltag an.

Zum Abschluss des Buches verbinde ich das Prinzip Pilot-Autopilot mit dem System ‚Schnelles und langsames Denken' von Daniel Kahneman und mit dem polyvagalen vegetativen Nervensystem. Diese Zusammenfassung bildet einen Teil der Grundlagen für meine praktische Arbeit. Diese Sichtweise fördert das Bewusstsein vom bio-logischen System des Einzelnen und dessen Einbindung und Verbundenheit mit der Natur – das Bewusstsein einer friedlichen mitnatürlichen Zukunft.

Mit dem Bewusstsein unserer bio-logischen Systeme können wir

‚Natürlich Leben'.

Der Mensch als Ganzheit

Die Ganzheit des Körpers ist wie ein Orchester

Jeder gesunde Mensch nimmt sich als Ganzheit wahr – er läuft, fühlt, spricht, handelt und erlebt dabei seinen Körper und Geist als Ganzheit. Meine Beine interessieren mich nicht - ich laufe. Was kümmern mich meine Arme – ich benutze sie ohne an meine Arme zu denken. Erst wenn etwas nicht stimmt, wenn zum Beispiel Schmerzen an einem Gelenk auftreten, nehme ich das betreffende Gelenk, das Organ oder den Gedanken wahr. Diese Wahrnehmung ist das Signal für eine gestörte *Integration: Meine mir selbstverständliche Ganzheit wird mir als gestört bewusst, wenn ein Teil oder eine Funktion sich nicht mehr in das Ganze einfügt und das System ins Stolpern gerät.*

Dann müssen Fragen geklärt werden: Welche Maßnahme oder Handlung fehlt dem Körper, um integriert funktionieren zu können? Was ist an den Bedingungen für den Körper zu verändern, damit er wieder als Ganzheit wahrnehmbar wird? Wie bei einer Schatzsuche werden nach und nach mögliche Einflussfaktoren überprüft und schließlich die verschiedenen Ursachen für die *fehlende Integration* aufgespürt, damit die *Symptome* verschwinden.

Zellen, Muskeln, Knochen und andere Teile des Körpers sind keine Autisten, sondern fleißige Netzwerker. Jeder auch noch so kleine Teil des Menschen, ein Gelenk, eine einzelne Zelle, ein Molekül, spielt in unserem Körperorchester eine Melodie, die mit den unzähligen anderen ‚Musikern' auf das Feinste abgestimmt sein muss, damit das Klangbild – der Klangkörper – harmonisch klingt.

Das Bild des Orchesters und seinem Klangkörper verwende ich sehr gerne, um die unendlich vielen integrierten und *meist automatisch ablaufenden Funktionen in unserem Körper* zu veranschaulichen.

Beschwerden bzw. Symptome sind Signale des Körpers, die man verstehen muss, um darauf reagieren zu können und eine adäquate Therapie einzuleiten. Wenn im Orchester oder im Theater auf der Bühne, der von mir so genannten Frontstage, etwas nicht stimmt, so werden die Probleme, die geändert werden müssen, in der ‚Backstage' zu finden sein. Symptome sind Signale auf der Bühne, deren erfolgreiche Behandlung Veränderungen hinter der Bühne erfordern. Oft kommt es deshalb in meiner systemischen Arbeit vor, dass die Störungen, die ein Symptom mitverursachen, weit entfernt liegen. Ein Fehlbiss und/oder Störungen der Darmfunktion und/oder Störungen bei der Heilung von Narben z. B. von Zähnen können etwa mitverursachende Faktoren bei Knie- oder Hüftschmerz sein. Im Umkehrschluss kann daher mitunter eine Korrektur des Fehlbisses, die Behandlung von Narbenstörungen oder die Behandlung der Darmfunktion Symptome am Knie oder an der Hüfte lindern oder gar beheben.

Um die Sprache des Körpers besser zu verstehen, bedarf es einer ganzheitlichen Betrachtung von Kopf bis Fuß. Dabei geht es darum, die *Komplexität* und die *Vernetzungen im System Körper* in einem ersten Schritt zu erkennen und mit einem zweiten Schritt in die Praxis umzusetzen. In der Praxis ist es wichtig, die *einfacheren Muster hinter der Komplexität* zu sehen. Denn trotz seiner Komplexität funktioniert unser Körper zuverlässig und nachhaltig; Dies kann nur mit einfachen Abläufen, die hinter seiner Komplexität verborgen sind, gelingen. Voraussetzung für eine ganzheitliche Behandlung dieser Art ist also speziell bei chronischen Erkrankungen eine *ganzheitliche, systemische Sicht auf den Menschen und sein Wohlbefinden* - auf seine Gesundheit.

Damit in unseren Körpern auf allen Ebenen alles wie am Schnürchen mit harmonisch integrierten Funktionen läuft, stehen eine Vielzahl von automatischen Regulations- und Organisationsmechanismen zur Verfügung. Diese Mechanismen und Funktionen von *Regulation* und *Organisation* werden zu einer vernetzten, komplexen Einheit verbunden, aus der unsere ganzheitliche Wahrnehmung resultiert. *Die Wahrnehmung als Einheit resultiert aus den Funktionen der Regulation und Organisation auf allen Ebenen des Körpers. Die Funktionen und Mechanismen der Regulation und Organisation stehen* *deshalb im Mittelpunkt meiner Betrachtungen über das Thema dieses Buches: dem **Autopiloten**.*

Komplexitätsreduktion

Die Wahrnehmung als Einheit unseres Körpers resultiert aus den komplexen Funktionen der Regulation und Organisation auf allen Ebenen. Für eine nähere Betrachtung dieser Wahrnehmung müssen wir uns mit dem Begriff der Komplexität und der *Technik der **Komplexitätsreduktion*** auseinander setzen. Die *Technik der Komplexitätsreduktion* nutzen wir ständig. Ohne Komplexitätsreduktion würde bei der Wahrnehmung vieler verschiedener Arten von Reizen eine Reizüberflutung auftreten. Die aus der Umwelt einströmenden Informationen könnten nicht oder nicht mehr sinnvoll verarbeitet werden. Diese Informationen werden teilweise bewusst, aber in viel größeren Maß unbewusst, gefiltert. Dieses Filtern von Informationen dient der Vereinfachung der Kommunikation, sowohl innerhalb von Lebewesen als auch „bei der Kommunikation" mit deren Umwelt (Siehe auch „Der Flaschenhals der Datenreduktion" S. 209 in NM[1] und S. 63 in diesem Buch) Geographische Karten zum Beispiel veranschaulichen raumbezogene Daten und komplexe Zusammenhänge. Sie sind somit ein Beispiel für Komplexitätsreduktion.

Wir erinnern uns auch in dem Zusammenhang an die Aussage von Gregory Bateson: ‚Die Karte ist nicht das Gelände.' (in NM S. 32). „Wenn ich in die Berge gehe, nehme ich je nach dem Gelände eine genauere oder ungenauere Landkarte. Niemand würde auf die Idee kommen, die Landkarte mit der Berglandschaft zu verwechseln. Um das zu erkennen, begebe ich mich in die Wirklichkeit selber hinein, und was ich dann erlebe ist reicher an Eindrücken, aber ungenauer im Detail. ... Es ist reicher, was die Beziehungsstruktur anbelangt. .... Um in der Komplexität Relevanz zu erkennen, brauche ich keine Genauigkeit. Im Gegenteil, die Genauigkeit vereitelt sogar die Möglichkeit, das Relevante zu sehen. Ich ertrinke in der Komplexität." [18] Beispiele in Abb. 1: Ori Wolff auf der Egger

[1] Die Abkürzung NM bezieht sich auf das erste Buch: NetzwerkMensch-Information, Energie, Materie

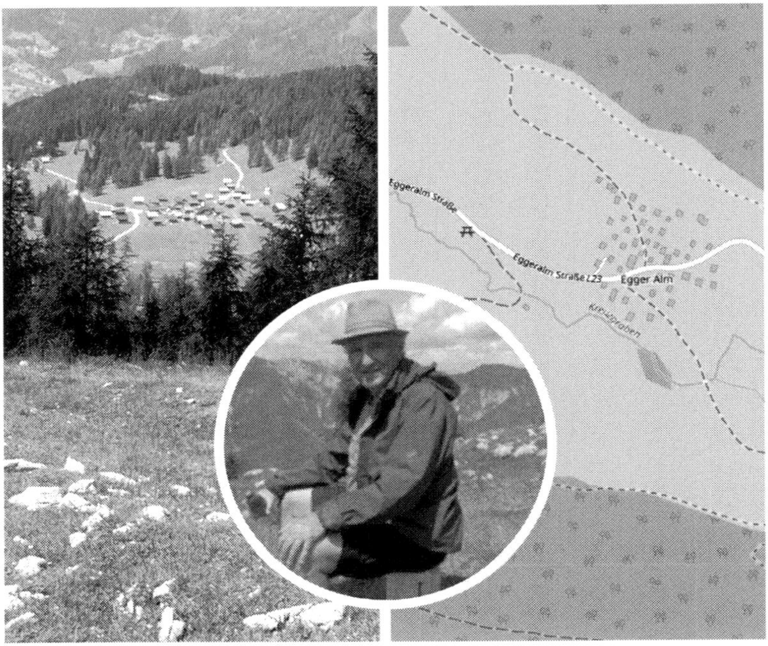

Abbildung 1: Landkarte der Egger Alm an der österreichisch-italienischen Grenze samt zugehöriger Landschaft (beides aus OpenStreetMap); eigenes Bild

Alm in Österreich – gleichzeitig in zwei Ländern: Ein Bein in Italien, das zweite in Österreich.

> Wenn ich ein Bild-Gemälde mit der Nasenspitze berühre, also extrem nah herangehe, sehe ich nur verschwommene Farben und erkenne den Gesamtzusammenhang nicht. Erst in einem gebührenden Abstand erkenne ich das Motiv, das Gesamtbild und viele Einzelheiten. (wie S. 26 und Abb. 2 dem gepixelten Bild von Einstein in NM)

Eine Komplexitätsreduktion wird auch häufig in der Wissenschaft angewandt. Das bis heute genutzte Modell von Lebewesen in der Medizin ist das Modell einer mechanischen Maschine, ein mechanistisch-reduktionistisches Modell. Es reduziert die Komplexität der Lebewesen zu mechanischen Maschinen aus Hebeln, Seilen, starren Röhren und Pumpen. Es entspricht unserer Gewohnheit, Dinge auseinander zu nehmen und durch die Betrachtung von Teilbereichen besser zu verstehen. Dieses Modell hat sich in vielerlei Hinsicht in der Vergangenheit bewährt. Reduziert wird dabei eigentlich nur die Komplexität der *Darstellung des Systems*; die Komplexität des Systems selbst bleibt natürlich unverändert. Diese Komplexitätsreduktion verfestigt sich in den Gedanken. Dadurch wird gleichzeitig auch das Systemverständnis beschränkt. Die Reduktion ist grundsätzlich mit einem Informationsverlust verbunden. Sie verringert die Anpassbarkeit des reduktionistischen Modells an die Komplexität seiner Umwelt. Die Reduktion der Komplexität ist bis zu einer definierten Grenze sinnvoll und hilfreich. Diese definierte Grenze hängt zusammen mit der antiken Vorstellung „Klein ist einfach" und mit der Größenordnung der Atome; bezogen auf den Körper gilt die Regel „Kleiner wird einfacher" über die Organe und Zellen, Moleküle bis zu den Atomen. In diesen Größenordnungen ist die Anwendung dieser Regel sinnvoll und hilfreich. Sie dient einer genaueren Betrachtung. Wenn wir aber den subatomaren Bereich untersuchen, also die Teilchen aus denen das Atom zusammengesetzt ist, so nimmt die Komplexität erneut zu. Hier schlägt die Regel ins Gegenteil um: ‚Kleiner wird komplexer'.[28]

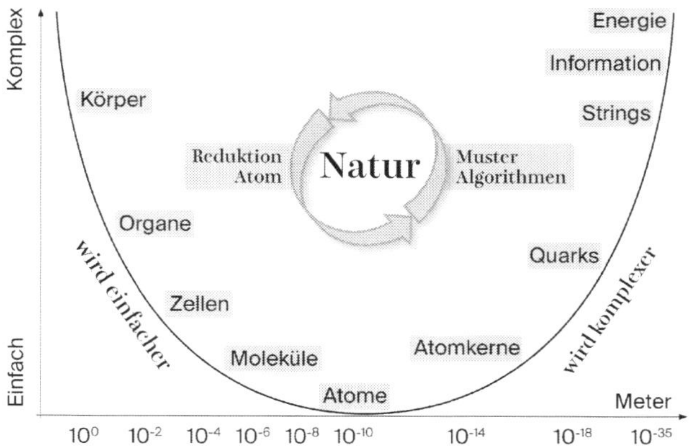

Abbildung 2: ‚Kleiner wird einfacher'

Wir können aber bei der Betrachtung von Lebewesen nicht nur den Bereich bis zu den Atomen berücksichtigen und den subatomaren Bereich aussparen und ignorieren. Wir sollten in der Lage sein, den subatomaren Bereich miteinzubeziehen. Der subatomare Bereich ist durch die moderne Physik beschrieben worden - eine Physik, die auch als die Physik der Ganzheitlichkeit, der Verbundenheit und der Beziehungen beschrieben wird. Statt ‚Kleiner wird einfacher' wird hier nach Mustern von miteinander in Beziehung stehender Teile gesucht. Die Komplexität von Lebewesen kann durch Kombination von klassischer und moderner Physik im Sinne des ‚sowohl als auch', statt eines ‚entweder oder' besser erfasst werden. So wird die Naturbeschreibung realistischer. Mit solch einer Kombination von ‚kleiner wird einfacher' und der gleichzeitigen Sicht auf das Ganze tauchen wir in den Körper ein. Wir werden uns einzelne Funktionen genauer anschauen und dabei die Zusammenhänge der einzelnen Funktionen miteinander verbinden. Dabei finden wir paradoxerweise in der Tiefe unserer biologischen Systeme mit der Quantenphysik (S. 69 ff in NM) einen Teil der Erklärungen für unsere Wahrnehmung integrierter, ganzheitlicher Funktionen, mit dem Bild des Orchesters, seinen Frequenzen und seinem Klangkörper:

> Jeder gesunde Mensch nimmt sich als Ganzheit wahr – er läuft, fühlt, spricht, handelt und erlebt dabei seinen Körper und Geist als Ganzheit.
>
> Meine Beine interessieren mich nicht – ich laufe.
>
> Was kümmern mich meine Arme – ich benutze sie ohne an meine Arme zu denken.

1 Pilot und Autopilot im NetzwerkMensch

1.1 Pilot und Autopilot

Ein Autopilot ist eine automatische Steuerungsanlage oder auch ein „Steuerungsautomat“. Im Autopiloten findet eine komplexe Verarbeitung von Daten statt wie wir sie bei der Steuerung von Flugzeugen und Schiffen kennen.

In Flugzeugen werden sie als computergesteuerte Mess- und Regelsysteme zur Stabilisierung des Fluges und zu seiner planmäßigen Navigation genutzt. Auf Schiffen übernehmen sie die Steuerung der Navigation nach einem festen Kurs, einer vorgegebenen Route oder dem Wind. Auch für die selbsttätige Steuerung und Navigation von unbemannten Raumschiffen, Raketen oder Satelliten sind Autopiloten ein Muss. Mitunter führt aber das Ungleichgewicht zwischen Pilot und Autopilot zu fatalen Folgen. So geschehen beim Landeanflug eines Airbus A310-304 der Interflug auf den Flughafen Moskau im Februar 1991. Der Konflikt zwischen Pilot und Autopilot führte zum viermaligen Steilflug zwischen 900 und 1300 m Höhe mit einem aufregenden Auf und Ab für die Passagiere. Den Piloten gelang es, das Flugzeug wieder unter ihre Kontrolle zu bringen und sicher zu landen[66, S. 197].

Tödlicher endete eine tragische Fehlplanung bei der Entwicklung der „737 MAX“ der Firma Boeing. „Boeing hatte eine Automatik (MCAS) in ihren Maschinen verbaut, um einem aerodynamischen Problem entgegenzuwirken, das die neuen, großen LEAP-Triebwerke verursachen. Da sie nicht unter die Tragflächen des alten 737-Grundmodells passten, wurden sie bei der Max-Version ein Stück nach vorne verlegt. Dadurch aber produzieren sie einen starken zusätzlichen, ruckartigen Auftrieb, der zum Absturz führen kann, sobald das Flugzeug einen bestimmen Winkel zum Luftstrom überschreitet. So ein instabiles aerodynamisches Verhalten ist nach den Vorschriften der Zulassungsbehörden allerdings verboten. MCAS sollte daher in so einem Fall, ähnlich wie ein Fahrspurassistent im Auto, rechtzeitig und unbemerkt eingreifen."

Der Pilot steuert ständig gegen das System des Autopiloten an

Wegen eines grundlegenden Konstruktionsfehlers droht das Flugzeug beim Steigflug mit einem Winkel größer als 14° in Folge eines Strömungsabrisses abzustürzen. Um dies zu verhindern, schaltet der Autopilot automatisch den Sinkflug ein, sobald signalisiert wird, dass eine solche Situation drohen könnte. Liefern Sensoren fehlerhafte Informationen oder werden Werte falsch interpretiert, „gewinnt" mithin der Autopilot, stürzt das Flugzeug unweigerlich ab und viele Menschen sterben.

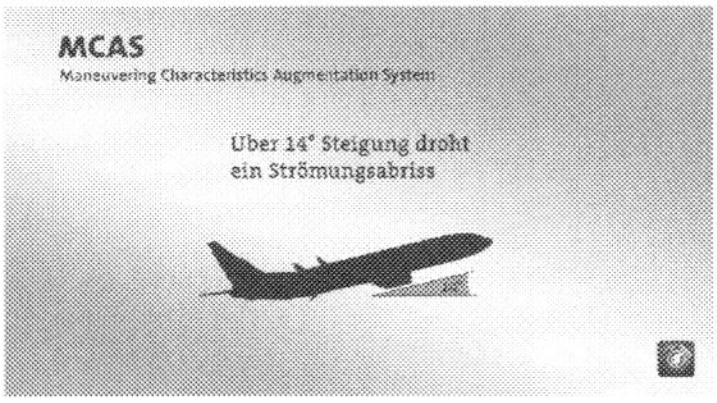

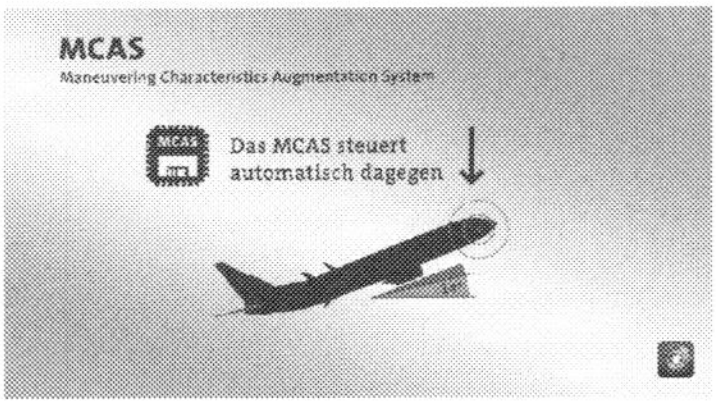

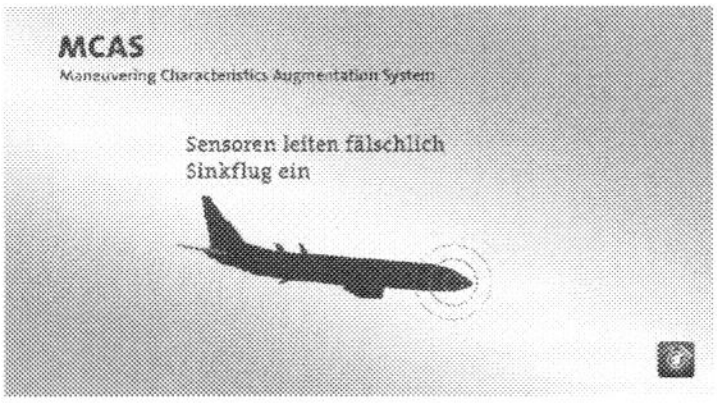

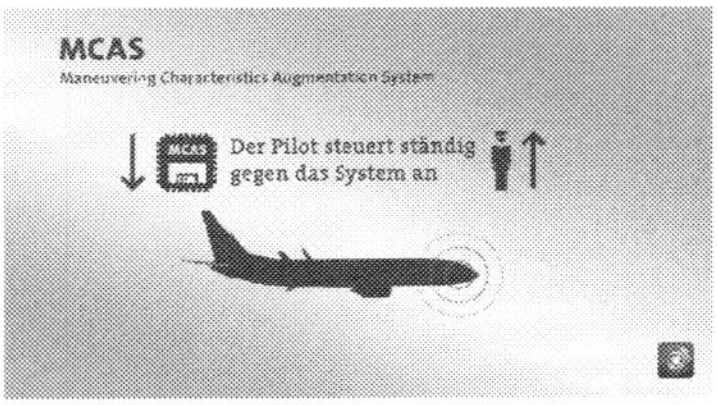

Die Motivation für dieses Vorgehen scheinen ca. 10 Milliarden Dollar zu sein, die Boeing bei der Entwicklung und Zulassung des Flugzeuges eingespart hat. Erst im März 2019 wurde für das 112 Millionen teure Flugzeug, das im Dezember 2015 zum ersten Mal der Öffentlichkeit vorgestellt worden war, ein weltweites Flugverbot ausgesprochen. Bis dahin sind 387 Flugzeuge vom Typ „737 MAX" ausgeliefert worden[1], von denen zwei abgestürzt sind – mit insgesamt 346 Toten. Bereits im November 2016 hatte es einen ersten Bericht eines leitenden technischen Piloten bei Boeing gegeben. Die wichtigste Maßnahme, um den Konflikt zwischen Pilot und Autopilot zu vermeiden, ist eine Änderung, die von Airbus durchgeführt wurde: Greift der Pilot in die Steuerung ein, so schaltet sich der Autopilot automatisch ab.[2]

Abgesehen von den zahlreichen Aspekten dieser beiden Episoden, betrachten wir jetzt nur den Konflikt zwischen Pilot und Autopilot. Denn dieser Aspekt ist für unsere Lebensgestaltung metaphorisch. Werden hier doch auf höchst anschauliche Art und Weise die Schwankungen beschrieben zwischen dem bewusst handelnden Steuermann, der sein Leben selbstbestimmt im Griff hat, und dem unbewussten Autopiloten mit seinen Reflexen und Gewohnheiten, den vielen automatisch ablaufenden Funktionen in unserem Körper.

Dem Autopiloten unseres Körpers verdanken wir einerseits überlebenswichtige Programme mit denen wir atmen, trinken, essen, schwitzen, verdauen, unseren Stoffwechsel betreiben und ausscheiden; aber uns z. B. auch vorwärts- oder treppab und treppauf bewegen. Andererseits wird der Autopilot permanent mit unbearbeiteten Daten gefüttert: diese riesengroßen Mengen an Rohdaten bilden den Autopiloten und bestimmen gegebenenfalls unbewusst unser Handeln. Die Aktionen unseres Autopiloten sind meist sehr hilfreich; sie können uns aber auch stören oder sogar in ungeahnte Gefahren bringen. Auch Stanislas Dehaene beschreibt in seinem Buch „Denken-Wie das Gehirn Bewusstsein schafft" den Autopiloten: „Da uns dieses brodelnde Kuddelmuddel unbewusster

[1] `https://www.flugrevue.de/zivil/ueber-15000-verkaeufe-a320-ueberholt-737/`

[2] `https://www.tagesschau.de/wirtschaft/boeing-235.html`

Prozesse verborgen bleibt, überschätzen wir beständig den Einfluss unseres Bewusstseins bei der Entscheidungsfindung - denn in Wahrheit ist unsere Fähigkeit zu bewusster Kontrolle begrenzt." Und an einer anderen Stelle: „Die Feststellung, welche Gegenstände relevant sind und verstärkt werden sollten, überlässt man besser automatischen Prozessen, die unter der Oberfläche und massiv parallel ablaufen. Wie nicht anders zu erwarten, stellt sich heraus, dass der Scheinwerfer unserer Aufmerksamkeit von ganzen Armeen unbewusster Arbeiter bedient wird, die stumm haufenweise Schutt durchsieben, ehe einer auf Gold stößt und uns seinen Fund mitteilt."[13]

Einzelne Programme unserer Autopiloten sind in übergeordneten Programmen (sogenannten Hyperzyklen) zusammengefasst. Es bilden sich viele Automaten, die wiederum in hierarchisch höheren Programmen zusammengefasst werden. Letztlich kann man hier zusammenfassend von einem Autopiloten in unserer ‚Software' sprechen.

Einfache Organisation und Regulation komplexer Lebewesen

Die Komplexität von Lebewesen und der Natur ist für mich unbestritten. Oft wird bei der Beschreibung der Funktionen von Lebewesen über komplizierte, nicht verstehbare Prozesse gesprochen. Wäre ein Lebewesen mit seiner hohen Komplexität in seiner Funktion dermaßen kompliziert, würde auf Grund der Kombination von Komplexität und Kompliziertheit wenig funktionieren und wenn, dann relativ unzuverlässig. Um zu überleben müssen die Funktionen innerhalb von Lebewesen aber zuverlässig ablaufen. Deshalb ist es einleuchtend, dass die Funktionen nach einfachen Regeln organisiert sind. Trotz der hoch komplexen Vorgänge in meinem Körper, kann ich für eine optimale Funktion einfache ‚Mittel und Wege' benutzen: so kann ich mein Verhalten bezüglich Ernährung und Bewegung ändern, auf mein Körpergewicht achten, ... Dabei laufen komplexe physiologische Vorgänge bei einfachen Handlungen des Alltags „hinter der Bühne" ab: beim Atmen, beim Gehen, Essen, Verdauen...

So werden in der TCM zum Beispiel die komplexen Vorgänge des Menschen durch Regelkreise vereinfacht und fassbar dargestellt. Die Anwendung dieser Regelkreise ermöglicht einen relativ einfachen und strukturierten Zugang zu Diagnose und Therapie (wie im Buch „NetzwerkMensch Praxis" dargestellt).

Insgesamt ist die komplexe Natur auf einfache Funktionen angewiesen, um mit der Zuverlässigkeit, wie wir sie täglich benötigen und erleben, funktionieren zu können. Diese Erkenntnis beschrieb Albert Einstein als die grundlegenden Ideen der Wissenschaften, die sich bemühen die Natur zu beschreiben: „Die meisten grundlegenden wissenschaftlichen Ideen sind in ihrem Wesen einfach, und man kann sie in allgemeinverständlicher Sprache ausdrücken." [57]

Auch in unserem Alltag finden wir Beispiele für die ‚Einfach Komplex'-Formel: Beim Benutzen eines Mobiltelefons, mit dem ich über Internet in entfernteste Ecken der Welt direkt kommunizieren kann, steht hinter der relativ einfachen Telefonnummer und der Verbindung mit dem Gesprächspartner eine komplexe Technik und Logistik, die ich über Knopfdruck bediene und die im Prinzip auf einfache Regeln von „Ja-Nein-Befehlen" aufbaut.

„Tatsächlich ist es ... nicht eine philosophische Laune, *Einfachheit* zu postulieren, sondern ein konsequentes Weiterdenken der Wissenschaftsgeschichte. Es gibt schlicht historische Evidenz dafür, dass revolutionäre Erkenntnisse stets mit einer Vereinfachung... einhergingen, ... Dieser Prozess der Vereinfachung zieht sich wie ein roter Faden durch sämtliche Gebiete der Physik (wahrscheinlich überhaupt der Naturwissenschaften),..." [57]

Diese Einfachheit der Organisation und der Regulation ist für alle Lebewesen mit ihrer Komplexität kennzeichnend; und für die komplexe Natur insgesamt mit ihren typischen zuverlässigen Funktionen. Diese Einfachheit erleben wir täglich.

Der Autopilot der Motorik, der Gedanken und der Gefühle

Nicht nur im Alltag sondern auch, ja gerade beim Sport können wir Beispiele für unseren motorischen Autopiloten beobachten – den Autopiloten unserer koordinierten Muskelfunktionen: Schritt für Schritt, Schlag auf Schlag werden beim Sport einzelne Schritte einprogrammiert – gelernt. Wie zum Beispiel beim Joggen, Fußballspiel oder Tennisspiel: einzelne Tennisschläge werden miteinander kombiniert bis ein koordiniertes, erfolgreiches Spiel entsteht. Im **motorischen Autopiloten** geht es um die Koordination von Gegenspielern (Muskelantagonisten). **Eine Art Muskelautomat** sorgt für automatisch ablaufende Vorgänge: von den Atemmuskeln der Atmung und den Darmmuskeln beim Verdauen über das Laufen, Treppensteigen bis zum Steuern von Fahrzeugen und Raumschiffen sowie den vielen anderen Tätigkeiten des Alltags, im Beruf und beim Sport. Stellen Sie sich nur mal vor, den ganzen Tag daran denken zu müssen, ein- und auszuatmen oder die Koordination Ihrer Extremitäten bewusst anzusteuern.

Dieser Muskelautomat schützt uns auch in bedrohlichen Situationen, in denen zum Beispiel ein Sturz droht; nach einem „Fehltritt“, nach einem Ausrutscher oder nach einer Fremdeinwirkung (ein Schubs oder ein Stoß). Vergleichbar ist die Funktion dieses Muskelautomaten mit einem Auto auf einer Straße mit Leitplanken. Droht das Auto von der Straße abzukommen, halten die Leitplanken das Auto ab, auf einer Wiese zu landen oder gegen einen Gegenstand zu prallen. Im Körper übernehmen die Muskeln automatisch die Aufgabe der Leitplanken und halten den Körper auf einen sicheren Weg. So konnte mir ein Patient berichten, dass er beim Joggen am Rand des Bürgersteigs ins Straucheln kam: „Aber - es hat mich gehalten“. Er hat sich in diesem Fall auf seinen motorischen Autopiloten verlassen können. Während meiner Arbeit in der Ersten Hilfe im Krankenhaus war nach dem Sturz eines Kindes vom Hochbett die wichtigste und erste Frage nach dem Wach-Schlaf-Zustand: ob das Kind beim Sturz geschlafen hatte. Im Schlaf ist der motorische Autopilot abgeschaltet und das Kind wird durch den Aufprall auf den Fußboden viel stärker traumatisiert als im wachen Zustand. Wenn das Kind beim Sturz wach ist, steht dem Körper der motorische Autopilot zum Abfedern des Aufpralls zur Verfügung. Das Gleiche gilt bei einem Auffahrunfall: sieht der im vorderen Auto Sitzende im Rückspiegel, was da auf ihn zukommt, hilft sein motorische Autopilot, die ankommenden Stöße reflektorisch zu mindern. Es ist ein großer Unterschied, ob die einwirkenden Kräfte ungebremst einwirken oder ob sie durch die Muskulatur abgedämpft werden.

Zur Aufrecht-Er-Haltung - im wahrsten Sinne des Wortes - des Gleichgewichtes des Körpers muss zwischen den einzelnen Muskeln eine Koordination ablaufen. Die Grundlage dieser Kommunikation stellt ein Netzwerk unzähliger Gruppen von Gegenspielern (Antagonisten) für die motorische Funktion der Muskeln in ihrer Gesamtheit dar. Die Kommunikation findet zwischen den unterschiedlichen in ihrem Wechselspiel integrierten Muskeln statt: zwischen Innen - und Außen - Dreher, zwischen Strecker und Beuger, etc.. Der Wechsel zwischen Innen - und Außen - Dreher, zwischen Strecker und Beuger stellt vereinfacht zunächst lediglich die Bewegungen in zwei Dimensionen dar; wir aber bewegen uns bei Alltagsbewegungen und im Sport im dreidimensionalen Raum. Dies hat eine weitaus größere Kommunikation zwischen einer viel größeren Anzahl von Muskeln zur Folge.

Auf dieser körperlich-motorischen Ebene kann der muskuläre Autopilot mit Hilfe der Muskeltestungen der Applied Kinesiology geprüft werden. Hierbei wird die Integration zweier Muskeln in ihrem System als Gegenspieler geprüft. Einzelne Ausfälle können dann gezielt korrigiert werden. Zusätzlich stellt der Muskeltest durch die Einbeziehung der Muskeln in die Systematik der Regelkreise der TCM eine Art „Eingangstür“ für das Verständnis der unterschiedlichen Schichten des Körpers. Mit Hilfe der Muskeltestung können Informationen des Körpers decodiert werden, die dem behandelten Menschen durch den Therapeuten dann zur Verfügung gestellt werden. (s. das Buch „NetzwerkMensch-Praxis“[67])

Der Autopilot steht als Helfer und Diener des Alltags für unbewusste eingeübte Muster, die reflektorisch und automatisch ablaufen. Der Pilot steht für bewusstes, willentliches Handeln sowohl auf Geist- (mental-psychischer), als auch auf körperlicher (physiologischer und motorischer) Ebene.

Pilot und Autopilot beeinflussen sich gegenseitig. Unter den zahlreichen hilfreichen Programmen des Autopiloten schleichen sich gelegentlich störende Programme ein.

Ein Beispiel störender Programme innerhalb unserer ***Autopiloten der Gedanken und Gefühle*** sind Sabotageprogramme, die zur Folge haben, dass unsere Vorhaben nicht gelingen wollen: Es kann durch Programmierungen des Autopiloten geschehen, dass eine geplante Gewichtsreduktion misslingt, dass Menschen unbewusst krank werden oder bleiben wollen oder dass man sich erschreckt oder sich fürchtet, wenn es einem gut geht.

So wie die Großmutter, die wiederholt einen Tag vor jeder Reise zu ihren Enkelkindern stürzte und sich dabei bereits beide Handgelenke gebrochen hatte. Nachdem ihr dieser zeitliche Zusammenhang bewusst gemacht wurde, erkannte sie ihr Sabotageprogramm: Durch ihre Erziehung war ein Programm etabliert, das ihr das Genießen freudiger Ereignisse nicht erlaubte. Die Bewusstmachung ermöglichte ihr nun adäquater zu handeln und die gefährlichen Stürze zu vermeiden.

Schnelles Autopilot-Denken und rationales Pilot-Denken

Auf der Grundlage des Buches „Schnelles Denken, langsames Denken“ von Daniel Kahnemann entstand in der Sozialwissenschaft eine ganz neue Disziplin, die Verhaltensökonomie. Der Psychologe Kahnemann stellt dem intuitiven schnellen „Bauchdenken“ das logische langsame „Kopfdenken“ entgegen. Das schnelle Denken steht für eine Anfälligkeit von Selbstüberschätzung, extremen Vorhersagen und Planungsfehlschlüssen.

Das Autopilot-System im NetzwerkMensch entstand nach den Vorbildern von Daniel Kahnemanns Buch „Schnelles Denken, langsames Denken" und dem Buch von Stanislas Dehaenes „Denken – Wie das Gehirn Bewusstsein schafft". Der schnelle Autopilot denkt und handelt automatisch, instinktiv und benutzt für seine Abkürzungen Muster und bereitgestellte (Vor-) Urteile. Durch seine Schnelligkeit und durch die Energieeinsparungen dient uns der Autopilot und verhilft uns zu einer kognitiven Leichtigkeit. Der Preis, den wir gelegentlich für die Dienste des Autopiloten zahlen, sind seine Fehleranfälligkeit und das Gefühl, fremdgesteuert zu sein.

Der deutlich langsamere Pilot arbeitet mit sehr viel mehr Anstrengung und höherem Energieverbrauch; ist dafür aber bewusster, kritischer, rationaler und seine Fehleranfälligkeit ist deutlich geringer.

Wie lautet die schnelle Antwort folgender Fragen, ohne darüber nachzudenken?

Wenn fünf Brüder jeweils eine Schwester haben, wie viele Kinder haben die Eltern? War die Antwort 10 Kinder? Das wollte System 1 (der Autopilot) Ihnen zuflüstern, da es deutlich schneller reagiert als System 2. Die korrekte Antwort des Piloten lautet sechs Kinder.

Und hier ein Beispiel aus dem Buch von Kahnemann: „Ein Schläger und ein Ball kosten zusammen 1,10 €, der Schläger kostet einen Euro mehr als der Ball. Wie viel kostet der Ball? Du hast 10 Sekunden Zeit! War deine Antwort 10 Cent? Das hat dir zumindest System 1(der Autopilot) zu sagen versucht, das deutlich schneller reagiert als System 2. Die korrekte Antwort lautet 5 Cent." (5 Cent + 1 € = 1,05 € für den Schläger + 5 Cent für den Ball ergeben 1,10 €.)

Wenn wir im Kino einen Film sehen und hören, begegnen wir dem gleichen Phänomen in einer anderen Variation. Wer vom Kino- oder dem Fernsehsessel aus scheinbar sich bewegende Bilder betrachtet und zum Beispiel mit den Schauspielern im Auto durch eine Landschaft fährt, hat nach einer gewissen Zeit vergessen, dass er noch immer am selben Fleck sitzt.

Es geht dabei um vorgefasste Muster zur Beurteilung einer Wirklichkeit (Heuristik), die nur sehr selten in all ihren wichtigen Aspekten zu überschauen sind. Verfolgen wir durch ein weiteres Zitat aus dem Buch von Kahnemann diese Gedanken weiter: „Ein zuverlässiger Weg, um Menschen an Lügen zu gewöhnen und sie diese glauben zu lassen, ist die häufige Wiederholung, da Vertrautheit nicht leicht von Wahrheit zu unterscheiden ist. Autoritäre Institutionen und Vermarkter haben dies immer gewusst." Tatsächlich können Wahrheit und Vertrautheit schnell verwechselt werden. *Vorgefasste Beurteilungsmuster* spielen uns sehr eindrucksvoll auch bei der Meinungsbildung ein Schnippchen. (Abb. 3)

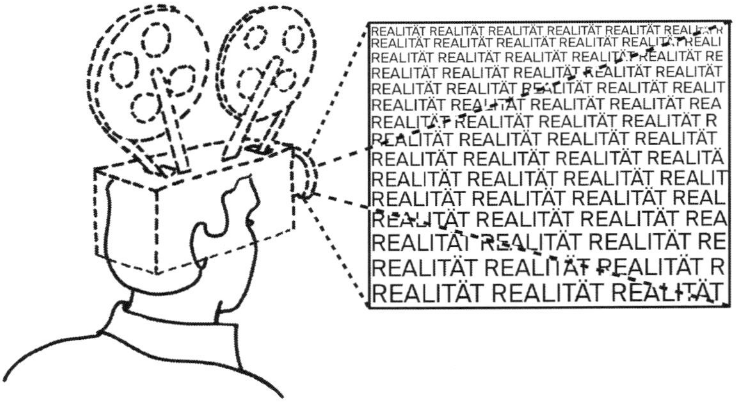

„Wir erzeugen die Welt, in der wir leben… dadurch, dass wir sie leben." - Humberto Maturant

Abbildung 3: Projektion aus dem Kopf auf einen Bildschirm (s. Seite 63)

Wegen der enormen Datenmenge, der wir tagtäglich begegnen, ist eine wirkliche Kontrolle der Informationen nicht möglich. Ideal wäre es, sich zuerst zu informieren, um sich aus den gesammelten Informationen eine Meinung zu bilden. Die Informationen werden jedoch verständlicherweise bei der Flut von hereinkommenden Daten gefiltert; und zwar entsprechend der Filter der bestehenden Meinungen und Urteile – den Vorurteilen. Das geht sogar soweit, dass Fakten keine Rolle mehr spielen. Es ist durchaus nicht leicht, zuverlässig recherchierte Fakten zu bekommen: Meistens hat Jeder seine Meinung; und die wird nun durch neu hinzukommende gefilterte Informationen bestätigt und dadurch gefestigt.

Erschwert wird das Sammeln von zuverlässiger, vertrauenswürdiger Information durch einen Prozess in den modernen Medien: nach einer Phase, in der Informationen mit Meinungen vermischt wurden, werden in der Zwischenzeit vornehmlich Meinungen angeboten, die als Informationen ‚verpackt' sind. Praktisch werden Aussagen, die eigentlich in Kommentare und Interpretationen erwähnt werden sollten, als Informationen angeboten und aufgenommen. Am Beispiel der Entwicklung des durchschnittschlichen Lebensalters in westlichen Ländern während der letzten ca. 150 Jahre, lässt sich solch ein Vorgehen verdeutlichen.

Die extrem hohe Säuglingssterblichkeit Mitte des 19. Jahrhunderts (z. B. 1855 bis 1865 in der Sophiengemeinde in Berlin/s. Doktorarbeit O. Wolff[65]) führte zu einer geringen Durchschnittslebenszeit von weniger als 40 Jahren. Durch bessere hygienische Verhältnisse ist die Sterblichkeit von Säuglingen dramatisch gesunken und damit das durchschnittschliche Lebensalter ebenso stark gestiegen. Diese Veränderung wird von der Industrie und von Konzernen genutzt, um zu beweisen, dass höheres Lebensalter vornehmlich durch Anstrengungen, Leistungen und Fortschritte in Wissenschaft und Wirtschaft erzielt wurden. Unser Autopilot übernimmt mit seinem schnellen Denken gern diese These. Wobei aber der wesentliche Einfluss auf die durchschnittliche Lebenszeit über die Änderung der altersspezifischen Sterblichkeit – durch die deutlich geringere Säuglingssterblichkeit – begründet ist. Und die Senkung der Säuglingssterblichkeit ist im Wesentlichen die Folge verbesserter hygienischer und sozialer Bedingungen (s. Abb. 4 und 5).

Selbstverständlich gibt es enorme Entwicklungen der Wissenschaft, aber sie spielen beim durchschnittlichen Lebensalter eine wesentlich geringere Rolle, als uns suggeriert wird. Auch vor 150 Jahren gab es nicht nur vereinzelt alte Menschen. Die Lebenserwartung ist nicht in dem Maße angestiegen wie es üblicherweise dargestellt wird. Wie oben erwähnt, können beim schnellen Denken durchaus mal Fehlschlüsse auftreten. Auch wird hier keineswegs gelogen

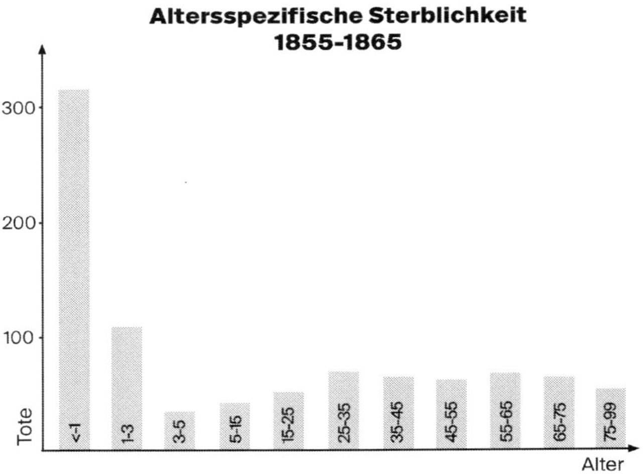

Abbildung 4: Altersspezifische Sterblichkeit (Gestorbene je 1000 Lebende)

Durchschnittliche Lebenserwartung
Heute und vor ca. 130 Jahren

	Jungen/Männer		Mädchen/Frauen	
Vollendetes Alter in Jahren	1871/1881	2014/2018	1871/1881	2014/2016
0	35,6	78,3	38,5	83,2
1	46,5	77,6	48,1	82,5
5	49,4	73,6	51,0	78,5
10	46,5	68,7	48,2	73,5
20	38,4	58,8	40,2	63,6
30	31,4	49,1	33,1	53,7
40	24,5	39,4	26,3	43,9
50	18,0	30,1	19,3	34,4
60	12,1	21,6	12,7	25,3
70	7,3	14,2	7,6	16,9
80	4,1	7,9	4,2	9,4
90	2,3	3,7	2,4	4,3

Abbildung 5: Durchschnittliche Lebenserwartung

sondern nur die Perspektive ein klein wenig verändert. Autoritäre Institutionen und Vermarkter setzen sich ganz gern gelegentlich in unseren Autopiloten, um ihre Ziele zu erreichen.

Dazu wird auch das Instrument der Zensur geschickt angewandt. „In der Vergangenheit funktionierte Zensur dadurch, dass der Informationsfluss blockiert wurde. Im 21. Jahrhundert bedeutet Zensur, Menschen mit irrelevanten Information zu überschwemmen. Die Menschen wissen einfach nicht, worauf Sie achten sollen, und vergeuden ihre Zeit oft damit, sich mit Nebenaspekten zu beschäftigen. In früheren Zeiten bedeutete Macht, Zugang zu Daten zu haben. Heute bedeutet Macht zu wissen, was man ignorieren kann." [30] Hierbei geht es mir zunächst um die Macht über meinen eigenen Autopiloten. Praktisch heißt das: Ich werde mir der automatisch ablaufenden eigenen Gedanken und Gefühle bewusster.

Reflexe, Automatismen und Gewohnheiten

Das System von Pilot und Autopilot im NetzwerkMensch fasst alle Funktionen des Körpers unterschiedlicher Ebenen zusammen. Es ist dadurch eine einheitliche gemeinsame Darstellung unserer Körperfunktionen. Diese Sichtweise betrifft alle Schichten des Körpers: vom Stoffwechsel über die Motorik bis zur Psyche und bis zu unserem Verhalten. Damit verbindet sie uns gleichzeitig mit unserer Umwelt. Durch dieses einheitliche System von Mustern in allen Schichten wird die Ganzheitlichkeit des Gesamtsystems unserer Körper wiedergespiegelt. Gedanken, Gefühle, Stoffwechselprozesse und motorische Bewegungen sind durch die Autopilot-Sichtweise miteinander verbunden.

Das einheitliche System der Muster des Autopiloten ist mit den dissipativen Strukturen erklärbar. Ein gutes Beispiel für dissipative Strukturen sind in der Natur Wasserfälle, Wolken, die Flamme einer Kerze, Wirbel im Wasser eines Flusses bis hin zu Unwetter und Hurrikane (in NM beschrieben). Dieses dissipative Strukturen können im Gegensatz zu den Strukturen, wie wir sie gewohnt sind (Autos, Maschinen ...) nicht weggeschlossen werden, wie zum Beispiel in Garagen. Dissipative Strukturen verströmen Energie und benötigen einen Fluss dieser Energie, aus dem sie bestehen. Weitere Beispiele für dissipative Strukturen sind die Architektur von Software unserer Computer und von Netzwerken wie dem World-WideWeb – WWW. Das Berufsbild des Softwarearchitekten zeigt uns die heutige Wichtigkeit dissipativer Strukturen. Das einheitliche System der Muster des Autopiloten ist mit den dissipativen Strukturen erklärbar: Dissipative Strukturen bilden über kybernetische Rückkoppelungsschleifen einzelne Verschaltungen in Form von Miniprogrammen, die wiederum dissipative Strukturen sind. Mehrere dieser Miniprogramme arbeiten miteinander und bilden immer größere Programme, die ‚Hyperzyklen' bilden. Bei sehr großen Programmkombinationen werden die Programme komprimiert, um Speicherkapazität einzusparen und einen besseren Umgang mit den vorhandenen Daten zu erreichen.

In unserem Autopiloten des NetzwerkMensch treffen viele Begriffe und Vorgänge aufeinander, die wir in NetzwerkMensch – Information, Energie, Materie[66] beleuchtet haben: Information, Energie, Teilchen und Felder des Elektromagnetismus; Kybernetik, Selbstorganisation der Selbstorganisation (die Kybernetik 2. Ordnung) und vernetzte Strukturen sowie statische und dynamisch-dissipative Strukturen. Zusammenfassend bezeichne ich vorgenannte Begriffe und Vorgänge als die ‚Wissenschaft der Feinstofflichkeit' (s. Artikel auf der Webseite `www.netzwerkmensch.net`).

Wie funktioniert nun dieser Autopilot? Wie ist er strukturiert? Wie programmieren wir ihn, wie lernen wir und wie können wir ihn gegebenenfalls umprogrammieren? Was passiert zum Beispiel bei dem Weg zwischen Wahrnehmung und Handlung; also zwischen unbewusster Wahrnehmung und der mehr oder weniger bewussten Handlung? Immer wieder stolpern wir dabei regelrecht über den Begriff des Bewusstseins: wir sprechen von bewussten und unbewussten Handlungen, Wahrnehmung, Reaktionen.

„Was ist Bewusstsein?" Diese Frage hat bisher niemand und keine Disziplin geklärt. Um uns dieser Frage trotzdem vorsichtig zu nähern, helfen uns zunächst Beobachtungen unserer Reflexe und Gewohnheiten aus dem Alltag weiter. Wir beschäftigen uns zunächst mit den Reflexen und Gewohnheiten des motorischen Autopiloten. Später werden wir uns dem eigentlichen Thema Bewusstsein zuwenden.

Die Geschwindigkeit der Koordination in unserem Körper

Bei der Beobachtung unserer **motorischen Reflexe und Gewohnheiten** aus dem Alltag ist augenfällig, dass die Geschwindigkeit selbst motorischer Abläufe des Alltags wie beispielsweise Gehen oder Treppensteigen enorm hoch ist. Sie zeigen uns, welche Schnelligkeit und Komplexität die Informationsverarbeitung für das reibungslose Funktionieren dieser motorischen Tätigkeiten von z. B. Muskeln im Körper erfordert. Was schon auf einfache Bewegungen zutrifft, gilt erst recht für den Sport: Tennis, Schwimmen, Joggen, Reiten, Golf oder Fußball. Die Komplexität und Schnelligkeit der Bewegungen beim Sport bedürfen sogar einer noch gezielteren, schnelleren Koordination und Reaktion – das weiß jeder von uns aus eigener Erfahrung.

Ein Gepard auf der Jagd

Mit nervalen Strukturen allein sind – aufgrund ihrer „Langsamkeit" – diese schnellen Reaktionen nicht erklärbar. Das trifft auf alle Lebewesen zu. Wenn man sich zum Beispiel einen *jagenden Gepard* anschaut bemerkt man, dass er mit anderen Mechanismen arbeiten muss als nur mit Nervenreizleitung. Denn bis der Sinnesimpuls vom Gehirn bis zur Pfote, die der Gepard zum Laufen braucht, angekommen ist, hat er bereits einen beträchtlichen Weg zurückgelegt. „Wenn man die Nervenleitung nähme, wäre der Gepard acht Meter weiter gerannt, bis der Impuls vom Gehirn bis zur Pfote ankäme. Acht Meter unkontrolliertes Verhalten kann sich der Gepard (in dieser Situation) nicht leisten. [45] Letztlich sind es aber mindestens 16 Meter, die der Gepard zurücklegt. Denn die acht Meter beziehen sich nur auf den Output; der Input und die zentrale Verarbeitung sind dabei noch gar nicht berücksichtigt. Andererseits spielt es kaum eine Rolle, ob der Gepard nun acht, 16 oder 32 Meter unkontrolliert zurücklegt, da auch die kürzeste unkontrollierte Distanz für solche Abläufe nicht in Frage kommt. Darüber hinaus muss der Gepard nicht nur laufen sondern auch auf Hindernisse, veränderte Laufrichtung der Beute usw. reagieren muss und das bei seiner beachtlichen Laufgeschwindigkeit. Um all diese Dinge gleichzeitig unter einen Hut zu bringen, benötigt der Gepard sicherlich eine schnellere, effektivere Informationsverarbeitung für die Koordination.

Nicht nur der Profi-Fußballer oder Profi-Tennisspieler ist auf eine höhere Nervenleitungsgeschwindigkeit angewiesen. Auch bei Freizeitsportlern ist die Schnelligkeit und Parallelität der Bewegungen mit Hilfe der Nervenleitgeschwindigkeit von maximal 120 m/s nicht darstellbar. Dabei erinnere ich mich an einen Busfahrer, den ich fasziniert beobachtete. Er lenkte nicht nur den riesigen Doppeldecker, sondern kassierte gleichzeitig von den einsteigenden und unterhielt sich mit bereits im Bus befindlichen Fahrgästen.

Worauf es uns ankommt – und das zeigen diese Beispiele ganz deutlich –, ist der Hinweis, dass die Geschwindigkeit der Reizleitung der Nerven nicht ausreicht, um die Schnelligkeit und die Parallelität der automatisch ablaufenden Bewegungen des Alltags im Autopiloten plausibel zu erklären. Nach der Literatur von Cyril Smith, Herbert Fröhlich, Robert O. Becker ... und anderen sind lebende Organismen durch elektromagnetische Wechselwirkung mit Lichtgeschwindigkeit von 300 000 km pro Sekunde dominiert. Unter anderem werden auch molekular-biochemische Vorgänge auf diese Weise gesteuert. (wie in „NetzwerkMensch" beschrieben)

So schreibt G. Nimtz in seinem Buch „Alles Leben hat nur eine Quelle: Elektrizität – Biophysikalische Abläufe kompakt erklärt": „Im vergangenen Jahrhundert ist es offenbar geworden, dass das Leben eines Menschen und alles andere Leben... ausschließliche Produkte der Elektrizität sind. Neue Messtechniken in Chemie und Physik und die Analysen der neuen Untersuchungsergebnisse führten zu dieser Erkenntnis. Dieses allgemein sogenannte elektromagnetische Feld und seine Kräfte betreffen die gesamte Substanz sowie auch das Verhalten aller Lebewesen. Bewegte elektrische Ladung ist stets von einem magnetischen Feld begleitet, deshalb wird allgemein vom elektromagnetischen Feld gesprochen.“ Jetzt wird auch die ganzheitliche Vernetzung in Lebewesen verständlich: Über eine bioelektromagnetische, feinstoffliche Ebene können alle Prozesse des Lebens miteinander kommunizieren (BodyWideWeb und Körper-W-LAN).

Eine ganzheitliche Vernetzung ist sehr gut durch die moderne Quantenphysik darstellbar. **Quanten, das EMF des Körpers und der Funkverkehr des Körpers sind die physikalischen Grundlagen für die ganzheitlichen Funktionen von Lebewesen.**

Die **moderne Physik** ist für die **selbstorganisierenden** Prozesse im Organismus eine wichtige Basis. [20, S. 2–11]

Auch zum Ausgleich des inneren Milieus des Organismus reicht die Geschwindigkeit einer nervalen Reizleitung allein nicht aus. [siehe auch Abschnitt „Wissenschaftliche Grundlagen des Electromagnetic man“ in NM] „Der lebende Organismus hat das Bestreben, gewisse Körperfunktionen wie Stoffwechsel, Temperatur, Blutdruck, Blut-und Gewebe-PH und so weiter, also das *innere Milieu*, konstant zu halten.“ [16, S. 31] Medizinisch ausgedrückt sprechen wir von der Aufrechterhaltung der Homöostase. An diesen Vorgängen ist nicht immer nur unser übergeordnetes neurologisches System beteiligt, sondern auch eine steuernde elektromagnetische Ebene. Dies betrifft sowohl unsere Gedanken, unser Gefühle als auch unsere Handlungen und die Aufrechterhaltung des inneren Milieus, die Homöostase.

Die Strukturen und Funktionen für diese Art komplexer und schneller Koordination müssen mindestens Eigenschaften von Computern, elektronischen Schaltkreisen und von einer ‚drahtlosen‘ Kommunikation haben – einer Art ‚Körper-Informatik‘. Es reicht nicht, die Informationen per Paketpost weiterzuleiten, hier muss zusätzlich der Funkverkehr beteiligt sein. Hierzu einige Vergleiche zwischen künstlichen elektronischen Schaltkreisen und der ‚elektrischen' Nervenfunktionen (der Nervenleitungen) im Gehirn: Elektronische Schaltkreise sind über eine Million mal so schnell wie die Neuronenentladung im Gehirn. Moderne Computerprozessoren haben auf einem Siliziumplättchen von der Größe eines Daumennagels über zwei Milliarden Transistoren, die pro Sekunde jeweils viele Milliarden Anweisungen ausführen können. Die elektronischen Schaltkreise sind im Hinblick auf Zeittakt und Schaltgenauigkeit viel präziser als die elektrischen Funktionen der Neuronen. Insgesamt scheint die Rechenleistung der Verdrahtung der Neuronen der sorgfältigen und genauen Organisationen elektronischer Schaltkreise wesentlich unterlegen. [49, S. 12]

Informationsverarbeitung lebender Systeme

In dem Buch „Zukunftsmedizin – Wie das Silicon-valley Krankheiten besiegen und unser Leben verlängern will" von Thomas Schulz wird der Körper als Informationsverarbeitungssystem beschrieben. Investoren aus der Hightech-Branche stecken riesige Summen in medizinische Projekte. Hier geht es allerdings den Hightech-Investoren um hohes Alter, Gesundheit und letztlich um eine Lebensverlängerung bis zur Unsterblichkeit. Das Informationssystem des Körpers könne kontrolliert und gesteuert werden, wenn man nur all seine Bausteine und Prozesse kenne. Künstliche Intelligenz und maschinelles Lernen seien dabei als Mittel zum Zweck zu verstehen: Der Startschuss für etwas viel größeres: als Instrumente des Startschusses für die „Konstruktion der Biologie" – um die Biologie zu konstruieren. Biologische Schaltkreise zu bauen sei in vielen Teilen ähnlich dem Design von Mikroprozessoren. Es werde bereits daran gearbeitet mit neuen Softwarekonzepten „lebende Zellen zu bauen". Es geht den Hightech-Investoren um eine neue Epoche der Menschheit, in der *die Biologie mit Technologie in Schach gehalten* wird, in der ein hohes Alter und Gesundheit selbstverständlich seien.

Dieses Vorgehen ist gar nicht so neu: In den 1990er Jahren hatte Hubert Markl, Professor für Biologie[3], eine Art *Biokratie* gefordert: wenn der Mensch den Planeten retten wolle, müsse er zum ‚Manager der Biosphäre' werden. Mithilfe der modernen Biologie und Gentechnik müsse der Homo Sapiens ‚den Auftrag, die Natur in unsere Obhut zu nehmen, aktiv und positiv aufnehmen'. ... Gegen die von Markl propagierte ‚Pflicht zur Widernatürlichkeit' hatte damals Hans-Peter Dürr mit der ‚Pflicht zur Mitnatürlichkeit' argumentiert. „Die von Markl und anderen Wissenschaftlern geforderte ‚Natur unter Menschenhand' wird stets eine Illusion, wenn nicht gar eine gefährliche Anmaßung bleiben. Denn die Natur wird uns keine Sonderbehandlung gewähren. ... Selbstverständlich besitzen wir mit unserem Bewusstsein eine interessante und vielleicht liebenswerte Besonderheit. Ich fürchte aber, die Natur ist nicht eitel genug, um sich an den Menschen als einen Spiegel zu klammern, in dem allein sie ihre eigene Schönheit sehen kann." Sie wird den Menschen, der sich selbst als ‚Krone der Schöpfung' betrachtet, vielmehr einfach langfristig aus der Evolution entlassen. Dies sei bereits vor dem Menschen anderen Spezies widerfahren, „die sich nicht erfolgreich ins kreative Plussummenspiel der Schöpfung einklinken konnten."

Und nun entwickelt sich eine neue Biokratie, eine kühne Techno-Religion im Silicon Valley, die Wünsche und Erlebnisse der Menschen durch Information ersetzt. Y. Harari schreibt in „Homo Deus": „Die interessanteste Religion, die gerade entsteht, ist der *Dataismus*, der weder Götter noch den Menschen verehrt – er huldigt den *Daten*". Die Biowissenschaften betrachten Organismen zunehmend als biochemische Algorithmen – Computerwissenschaftler haben gelernt, Maschinen mit immer weiter entwickelten elektronischen Algorithmen zu entwickeln. „Der Dataismus bringt die beiden Entwicklungen zusammen und verweist darauf, dass für die biochemischen wie die elektronischen Algorithmen genau die gleichen mathematischen Gesetze gelten. Damit reißt der Dataismus die Grenze zwischen Tieren und Maschinen ein." Der Dataismus gehe davon aus, dass elektronische Algorithmen irgendwann

[3] von 1987 bis 1991 Präsident der Deutschen Forschungsgemeinschaft und damals designierter Präsident der Max-Planck-Gesellschaft

biochemische Algorithmen entschlüsseln und hinter sich lassen werden. [30]

Das Bestreben der Investoren aus der Hightech-Branche, die Biologie mit elektronischer Technologie in Schach zu halten entspricht der von Markl propagierten ‚Pflicht zur Widernatürlichkeit' der Biokratie.

Dieser Weg der ‚Pflicht zur Widernatürlichkeit' ist nach H.-P. Dürr eine Illusion und eine gefährliche Anmaßung, die für die Menschheit gefährliche Folgen hat. Der Weg, die Natur vollständig beherrschen zu wollen, sollte durch einen Weg der ‚Plicht zur Mitnatürlichkeit' ersetzt werden. Durch häufige Wiederholungen wird der Weg der Widernatürlichkeit vertraut und scheint der Wirklichkeit zu entsprechen. Dadurch wird mittels Vertrautheit eine Gewöhnung an dieses ‚biokratische', antihumanistische, transhumanistische Vorgehen durchgesetzt. Letztlich glauben viele Menschen dann, es sei schon immer so gewesen: Der Mensch sei nicht mehr als eine berechenbare und manipulierbare Maschine. „Ein zuverlässiger Weg, um Menschen an Lügen zu gewöhnen und sie diese glauben zulassen, ist die häufige Wiederholung, da Vertrautheit nicht leicht von Wahrheit zu unterscheiden ist. Autoritäre Institutionen und Vermarkter haben dies immer gewusst."[41] Tatsächlich können Wahrheit und Vertrautheit schnell verwechselt werden.

Mir ist es wichtig, die Erkenntnisse vom ‚Körper als Informationsverarbeitungssystem' im Sinne der von Hans-Peter Dürr propagierten ‚Pflicht zur Mitnatürlichkeit' in einer humanistischen, dem Menschen zugewandten Weise umzusetzen. (s. die Bücher „NetzwerkMensch"[66] und „NetzwerkMensch-Praxis"[67]) Dazu wird die Erkenntnis und Theorie von Lebewesen als Systeme der Informationsverarbeitung im Rahmen eines neuen Modells in Diagnose und Therapie für Menschen angewandt.

Datenverarbeitung und Software in Lebewesen?

Welches Muster befindet sich hinter der Aussage des **Köpers als Informationsverarbeitungssystem**? Zunächst gibt es einen Unterschied zwischen elektrischer und elektronischer Funktion. Das Bild für die Funktion der Nerven ist dem elektrischen Weltbild entlehnt, das bis in die Mitte des 20. Jahrhunderts präsent war. Es bezieht sich auf die Funktion von elektrischen Leitern. Die danach entwickelte Elektronik vom Transistor bis zum leistungsstarken kleinen Chip bezieht sich auf die Halbleitertechnik. **Dann ist es doch eher beruhigend, dass es diese Art der elektronischen Informationsverarbeitung und – speicherung auch in der Natur, in Lebewesen und auch in unserem Körper gibt; denn diese Informationsverarbeitung begegnet uns in der Alltagselektronik auf Grundlage von Halbleitertechnik.** Damit sind Zeittakt und Schaltgenauigkeit in den Neuronen mindestens so präzise darstellbar wie in elektronischen Bauteilen. Auf die sorgfältige und genaue Organisation elektronischer Schaltkreise kann zurückgegriffen werden, um die Schnelligkeit und Parallelität der beobachtbaren Prozesse in Lebewesen zu erklären. Darauf habe ich auch im Buch „NetzwerkMensch-Information, Energie, Materie" hingewiesen .

Betrachten wir die Summe der Koordination von Lebewesen als eine Ganzheit, so können wir ableiten, dass komplexe Bewegungsabläufe eine Art elektronischer Verschaltung und eine Verarbeitung von Information voraussetzen. Diese Datenverarbeitung beinhaltet eine Software mit Programmen.

Der Funkverkehr der Kommunikation im Körper

In unserem Alltag unterscheiden wir grundsätzlich die Sinneswahrnehmungen von unseren Handlungen, der Motorik. Betrachten wir die Reaktionen im NetzwerkMensch, unterscheiden wir Input der Sinne und Output unserer Handlungen. Der Input der Sinne, zum Beispiel das Fühlen, der Geschmack, der Schmerz oder eine andere Sinneswahrnehmung, werden mittels Sensoren aufgenommen und durch einen Nervenimpuls wiedergegeben; der Output z.B. durch die Handlung und die Motorik der Muskeln bis hin zum Schreiben, aber auch durch Sprache und Musik. Bei der Beschreibung solcher Prozesse unseres Körpers, beziehen wir uns auf die herkömmlichen Erfahrungen der Realität. Diese Realität ist jedoch nur ein winziger Ausschnitt aus der tatsächlichen Realität. Wir beschreiben dann eine Kette, bzw. einen Kreislauf von Sensoren-Nerv-Gehirn-Nerv-Muskel und nennen dies medizinisch „senso-motorisch“.

Schließlich haben wir aber festgestellt, dass die Erklärung, Informationen würden allein über die Nervenbahnen und/oder mittels Hormone weitergeleitet, nicht ausreicht. Mit ihr kann die Schnelligkeit und Komplexität der Bewegungsabläufe in ihrer Ganzheit nicht erfasst und ausreichend erklärt werden. Das zeigen bereits die Beispiele vom Alltag und vom Sport und letztlich auch die Forschungsergebnisse von Kahnemann und anderen. Wir sollten im Blick behalten, dass es im Bereich der Lebewesen viele Informationswege gibt, weitaus mehr, als uns bisher bekannt sind: Denn neben den bekannten Transmitter der Nervenbahnen und der Hormone, der konventionellen „Brief- und Paketpost“, gibt es zusätzlich in Lebewesen einen „Funkverkehr“ im Körper. Dieser Funkverkehr ist als eine elektromagnetische Informationsübertragung u.a. für unseren sensomotorischen Alltag darstellbar, zum Beispiel für unseren **motorischen Autopiloten.**

Mit einer neuen Terminologie unterscheiden wir zwei Arten der Informationsverarbeitung: den Piloten mit relativ langsamer und den Autopiloten mit erheblich schnelleren Informationsverarbeitung. In dem folgenden Zitat sehen wir die Notwendigkeit, aus Gründen der Energieeinsparung automatische, schnelle Informationsverarbeitung im Alltag so häufig wie möglich zu nutzen: „Die höchste Form der Informationsverarbeitung in einem Lebewesen ist das reflexive Bewusstsein (der Pilot). Es ist nach dem gegenwärtigen Stand der Wissenschaften an die Existenz eines hinreichend komplex organisierten Gehirns gekoppelt. Das Gehirn seinerseits besitzt einen wesentlich höheren Energieumsatz als andere Organe. Daher ist es zweckmäßig und wirtschaftlicher, wenn in einem Lebewesen der größte Teil der Informationsverarbeitung ohne den Einsatz seines Bewusstseins erfolgt, das heißt unbewusst durch den Autopiloten. Das Bewusstsein (der Pilot) wird dann eingesetzt, wenn zu erwarten ist, dass mit seiner Unterstützung energetischer Aufwand und Ertrag in ein günstigeres Verhältnis gebracht werden kann.“ [28, S. 353, geringe Änderungen vom Autor]

Um Antworten auf die Fragen nach dem Bewussten und dem Unbewussten zu finden, müssen viele unterschiedliche Wege gesucht werden. Schauen wir uns dazu Lernprozesse an.

Funktionen des Autopiloten: vom Lernen bis zu Programmen

Am Anfang des Lernens stehen die Lernprozesse des Piloten, die wir als Programme in unserem Autopiloten abspeichern. Von ihnen ausgehend entwickeln wir Gewohnheiten-Reflexe-Automatismen. Ein Beispiel, das wir bei allen Kleinkindern beobachten können, ist das Laufen-Lernen. Wir beobachten unzählige Versuche des Laufen-Lernens, bei denen die Kinder hinfallen und wieder aufstehen, auf wackligen Beinen stehen und einen Fuß vor den anderen setzen, sich an der Tischkante stoßen, wieder hinfallen, aufstehen und weiterlaufen. Während dieser zahlreichen Versuche nach dem Prinzip Versuch-und-Irrtum (‚trial and error') wird im System das Laufprogramm im Autopiloten eingebrannt. [19, Begriff *eingebrannt* S. 167] Nach dem erfolgreichen Lernprozess laufen wir, ohne uns darauf bewusst konzentrieren zu müssen wie von einem Automaten gesteuert. Gleiches gilt für das Fahrradfahren, das Schwimmen, das Skifahren, das Autofahren, sämtliche Sportarten, Sprachen. Wir lernen eine Sprache, der wir im Leben bereits begegnet sind, viel schneller als eine für uns völlig neue Sprache. Mit anderen Worten: Wir lernen zunächst aktiv und bewusst mit Hilfe eines langsamen Prozesses des Piloten; dann aber automatisieren wir das Erlernte in unbewussten Handlungen in Programmen des Autopiloten und seiner Unterprogramme. Die Richtung beim Lernen geht demnach vom Bewussten zum Unbewussten - vom langsamen Lernprozess zum blitzschnellen Abrufen der im Autopiloten abgespeicherten Programme. Eagleman beschreibt diesen Übergang lebendig und alltagsnah:

Bewusstes und unbewusstes Handeln – langsames und schnelles Denken

Ihre Zombie-Systeme sind Experten in der stillen Abwicklung von Routineaufgaben

„Wenn Sie meinen, dass Sie sich der meisten Dinge bewusst sind, die um Sie herum passieren, dann täuschen Sie sich. Wenn Sie das erste Mal mit dem Auto zu Ihrer neuen Arbeitsstelle fahren, dann achten Sie auf alles, was Ihnen unterwegs begegnet. Die Fahrt kommt Ihnen ewig vor. Aber wenn Sie die Strecke mehrmals gefahren sind, kommen Sie mit einem Minimum an bewusstem Denken an. Sie können über andere Dinge nachdenken und haben das Gefühl, dass die Fahrt wie im Flug vergeht. Ihre Zombie-Systeme sind Experten in der stillen Abwicklung von Routineaufgaben. Aber wenn vor Ihnen ein Eichhörnchen über die Straße springt, Sie eine Ampel überfahren oder einen umgekippten Lastwagen im Straßengraben sehen, wird plötzlich das Bewusstsein zugeschaltet. Wenn Sie ein neues Computerspiel lernen, ist Ihr Gehirn hellwach und aktiv. Es verbrennt Unmengen von Energie. Aber je besser Sie das Spiel beherrschen, desto weniger muss Ihr Gehirn tun. Es wird effizienter und benötigt weniger Energie. Wenn Sie das Gehirn eines Menschen beobachten und feststellen, dass es bei der Lösung einer Aufgabe kaum aktiv wird, dann bedeutet das nicht, dass dieser Mensch die Aufgabe nicht ernst nimmt, sondern eher, dass er in der Vergangenheit viel getan und die erforderlichen Programme in seine Schaltkreise integriert hat. Das Bewusstsein ist nur in der ersten Lernphase mit von der Partie, aber sobald das Spiel auf die Platine des Gehirns eingeätzt wurde, verabschiedet es sich. Das Computerspiel wird genauso unbewusst wie Autofahren, Sprechen oder die komplexen Fingerbewegungen beim Binden eines Schuhs. Diese Tätigkeiten verwandeln sich in verborgene Unterprogramme in einer noch nicht entschlüsselten Programmiersprache aus Proteinen und Botenstoffen und sie halten sich oft jahrzehntelang, bis sie wieder abgerufen werden." [19, S. 167]

Als **kleine Aufgabe** machen Sie sich bitte am Ende eines Tages bewusst, welche unbewussten Programme Ihres Autopiloten Ihnen tagsüber geholfen haben. Die Motorik betreffend: das Laufen, beim Sport oder alleine das Treppensteigen. Danken sie Ihrem Autopiloten für diese Unterstützung im Alltag. Denken Sie aber auch an Programme des Verhaltens: automatisch abgelaufenes Verhalten, das Ihnen vielleicht im nachhinein seltsam vorkam oder sogar peinlich war – „Das kann ich doch nicht so gemeint haben". Es gibt dabei auch Verhaltensprogramme, die Sie in unangenehmen Situationen unterstützen.

Wie können wir uns **die Funktionen des Autopiloten** vorstellen? Wie kommunizieren die einzelnen Programme miteinander? Wie sind sie untereinander organisiert? David Eagleman bezeichnet diese einzelnen Programme als Unterprogramme. Die Idee von Unterprogrammen stammt eigentlich aus der Computertechnik. Sie stammt aus der Entwicklung von Robotern und wird auch in künstlichen neuronalen Netzen verwandt. [19, S. 125, 283–284] Zunächst findet eine Diskussion zwischen den einzelnen (Unter-) Programmen statt, wie in einer parlamentarischen Demokratie mit innerer Abstimmung. Führt diese nicht zu einer Übereinstimmung (Konsens oder Kohärenz), muss der Regierungschef entscheiden. Es gibt nur einen „Output-Kanal" für Handlungen, das heißt, ich kann etwas tun oder es lassen, aber ich muss mich bewusst mit Hilfe des Piloten entscheiden. Diese Aufgabe übernimmt der „(...) Regierungschef. Er hat die Kontrolle über diesen Kanal." [19, S. 135] Die Idee von Unterprogrammen geht auf die Arbeit des Computerpioniers Marvin Minsky zurück. In dem folgenden Beispiel sollten Roboter in spezifizierter Art und Weise und Richtung Holzklötzchen über bestimmte Punkte hinweg bewegen, was verschiedene zu bewältigende Aufgaben enthielt.

Spezialisten der Robotertechnik mit Siebenmeilenstiefeln

„Angesichts dieser komplexen Schwierigkeiten kam dem Computerpionier Marvin Minsky ein neuer Gedanke: Vielleicht konnte der Roboter die Aufgabe lösen, wenn er sie auf spezialisierte Untereinheiten verteilte – kleine Computerprogramme, die jeweils ein Häppchen übernahmen. [...] Die Idee der Unterprogramme löste das Problem zwar nicht vollständig, aber sie stellte einen gewaltigen Fortschritt dar. Vor allem provozierte sie dazu, **neu über die Funktionsweise biologischer Gehirne nachzudenken**. Minsky kam zu dem Schluss, dass **das menschliche Gehirn ein riesiges Bündel von mechanischen und miteinander verbundenen Unterprogrammen sein könnte, die für sich genommen nicht intelligent sind.** [19, S. 283–284] Der Schlüsselgedanke war, dass eine Vielzahl kleiner hochspezialisierter Arbeiter sich zu einer Art Gesellschaft formieren und gemeinsam über Eigenschaften verfügen, die kein Einzelner besitzt – Das Ganze ist mehr als die Summe der Einzelteile. Minsky schrieb: Jeder mentale Agent verrichtet einfache Aufgaben, die keine Intelligenz und kein Denken erfordern. Wenn wir diese Agenten jedoch auf bestimmte Art und Weise zu einer Gesellschaft zusammenfügen, entsteht Intelligenz. Die Intelligenz entsteht erst in übergeordneten Programmen - in ‚Hyperzyklen'. In diesem Zusammenhang sind tausend kleine vernetzte Gehirne besser als ein großes. Die Arbeitsteilung erlaubt eine Spezialisierung und eine Vertiefung des Wissens. Der Gedanke, Aufgaben auf Unterprogramme zu verteilen, gab dem noch jungen Gebiet der künstlichen Intelligenz neuen Auftrieb. [19, S. 124]

Der Erfolg der „Regierung" hängt von der korrekten Aufgabenverteilung ab. Deshalb verwendet Eagleman auch das Bild von der „Demokratie im Kopf". Er schlägt vor, die Vorstellung vom Gehirn als einer Art „Fließband von Experten" hinter uns zu lassen. Stattdessen sollten wir es als eine Demokratie begreifen, in der verschiedene Teilnehmer ihre Meinung zu ein- und demselben Thema vorbringen oder in der Experten im Gehirn für verschiedene Lösungen bezüglich eines bestimmten Problems plädieren. Ein gutes Beispiel ist der Konflikt zwischen dringender Energieaufnahme und längerfristigem Rettungsring: Denn „wie ein guter Film lebt auch das Gehirn von Konflikten... Die unterschiedlichen Bereiche des Gehirns diskutieren fortwährend miteinander und ringen darum, den einzigen Output Kanal des Verhaltens zu kontrollieren. Deswegen kann jeder mit sich selbst diskutieren, sich verfluchen, auf sich einreden und andere seltsame Dinge tun, die ein Computer nicht kann.

Eine Sekunde im Mund, lange Zeit auf den Hüften?

„Wenn mir die Gastgeberin auf einer Party ein Stück Sachertorte anbietet, gerate ich in einen inneren Zwiespalt: Ein Teil meines Gehirns wurde von der Evolution darauf programmiert, nach Energie und Zucker zu verlangen, ein anderer Teil sorgt sich um die Konsequenzen für mein Herz oder meine Rettungsringe(meine Gesundheit). Ein Teil von Ihnen will der Versuchung nachgeben, ein anderer will ihr widerstehen. Eine innere Abstimmung entscheidet darüber, welche Partei schließlich meine Handlung kontrolliert. Am Ende esse ich den Kuchen oder ich esse ihn nicht, aber beides gleichzeitig kann ich nicht." [19, S. 126–127]

Ähnlich argumentieren die Neurowissenschaftler Francis Crick und Cristof Koch. Der Pilot (das Bewusstsein) sei dazu da, die „Zombie Systeme" des Autopiloten zu kontrollieren. Wenn ein System von automatisierten (Unter-) Programmen eine gewisse Komplexität erreicht, was auf jeden Fall auf das menschliche Gehirn zutrifft, dann benötige es eine „übergeordnete Instanz". Diese „übergeordnete Instanz" lässt einzelne Teile miteinander kommunizieren, Ressourcen verteilen und die Kontrolle zuweisen. Dabei agiere unser Pilot, so die Wissenschaftler, so ähnlich wie ein „Vorstandsvorsitzender": Er gibt übergreifende Ziele vor und verteilt neue Aufgaben. Wie der Vorstandsvorsitzende in seiner Firma muss unser Pilot die Software nicht verstehen, die jede einzelne Abteilung in seinem Unternehmen verwendet, er muss nicht jeden einzelnen Ablauf und jede Abrechnung sehen. Er muss nur wissen, wen er wann (welches untergeordnete Programm) anzurufen hat. [19, S. 165]

Da die Abteilungen (Unterprogramme) oft in Patt-Situationen stecken oder in Unentschlossenheit verharren, sei ein entscheidungsfreudiger Vorstandsvorsitzender, Regierungschef, CEO gefragt: „Unser Vorstandsvorsitzender Pilot ist intelligent genug, um uns aus einfachen Zwickmühlen heraus zu helfen, die eine Ratte vollkommen handlungsunfähig machen. Vielleicht ist dies die Art der Entscheidung, in der unser Bewusstsein, das nur einen kleinen Teil unserer Gehirnfunktionen ausmacht, wirklich glänzt." [19, S. 170]

Die Vorstellung einer „demokratischen Architektur", eines Teams von Gegenspielern, eines ganzen Parlaments von Einzelteilen, Untersystemen und konkurrierender Fraktionen, einer Ansammlung von Mechanismen, die einander überlappen und dauernd neu erfunden werden, hilft uns das komplexe Zusammenspiel zwischen Autopilot und Pilot besser zu durchdringen. „Wenn das Gehirn tatsächlich ein Bündel von Unterprogrammen ist (...), dann gibt es keinen Grund, weshalb wir uns dieser spezialisierten Prozesse bewusst werden müssten: Tausende, vielleicht Millionen kleiner Abläufe müssen in unsere Erwartungen, Vorstellungen, Planungen, Voraussagen und Methoden der Vermeidung einbegriffen sein – und doch vollzieht sich alles so automatisch, dass wir es als vernünftig betrachten... Im ersten Augenblick mag es unglaublich erscheinen, dass unser Geist eine derart komplexe Maschinerie benutzt, ohne sich dessen bewusst zu sein." [19, S. 125] Eine praktische Anwendung dieser Erkenntnisse findet täglich in der Werbung, im Marketing statt.

Neuromarketing

Zufriedenheit durch energiesparendes, intuitives Handeln

Eine erste wichtige Erkenntnis betrifft die Wirkung starker Marken im Gehirn. Mehrere Studien kommen übereinstimmend zum Schluss, dass starke Marken im Gehirn zu einer so genannten „kortikalen Entlastung" führen. Wenn Menschen ihre Lieblingsmarke sehen, reduziert sich die Aktivierung in denjenigen Hirnarealen, die dem Nachdenken dienen. Gleichzeitig werden Hirnareale aktiviert, welche intuitive Entscheidungen regulieren und in denen kognitive und emotionale Prozesse integriert werden. Mit anderen Worten: Eine starke Marke ermöglicht es dem Kunden, intuitiv und nicht-reflektiert, unbewusst, automatisch zu entscheiden. Dabei ist zu beachten, dass das Gehirn bei solchen intuitiven Entscheidungen des Autopiloten nur zwei Prozent der gesamten Körperenergie verbraucht, während das aktive bewusste Nachdenken des Piloten bis zu 20 Prozent benötigt. Das erklärt, warum Menschen sehr viel häufiger auf intuitive Entscheidungsregeln des Autopiloten zurückgreifen. [26] Das gilt auch für Experten wie etwa Ärzte, Manager, Schach- oder Golfspieler. Aufgrund des deutlich höheren Energieverbrauchs werden Menschen beim Nachdenken häufig auch kritischer. Studien zeigen etwa, dass intuitive Entscheidungen die Zufriedenheit mit der Kaufentscheidung deutlich steigern, während reflektierte Entscheidungen häufig eine geringere Zufriedenheit zur Folge haben. [14, S. 184] Dies zeigt nochmals die große Bedeutung von Marken: Sie ermöglichen nicht nur eine intuitive Kaufentscheidung, sondern im Ergebnis sind die Kunden damit auch zufriedener."[4]

Eine „starke Marke"

- führt im Gehirn durch Reduktion des Energieverbrauchs von 20 % auf 2 % zur „kortikalen Entlastung".
- animiert zu intuitven, nicht-reflektierten, unbewussten, automatischen Entscheidungen, mit denen der Entscheider zufriedener ist als bei reflektierten Entscheidungen.

Deshalb kaufen Menschen, nachdem sie Werbespots mit jungen, sportlichen Menschen einer starken Marke eines Erfrischungsgetränks gesehen haben, das Fettsucht und Diabetes auslösende Getränk. Ebenso spricht die Werbung für Autos meist Gefühle an, was zur Folge hat, dass auf vielen Straßen weltweit Autos mit Platz für bis zu zehn Personen mit ein bis zwei Personen pro Auto im Stau stehen. Der Autopilot kauft das Auto - der Pilot steht im Stau. Die vordergründige Zufriedenheit führt letztlich zu paradoxen, widersprüchlichen Phänomenen. [5]

[4] Dr. Christian Scheier, Diplom-Psychologe, Geschäftsführer der decode Marketingberatung GmbH. Auf seiner Website: `http://www.implicit-marketing.de/leseproben/pdf/Wie-Werbung-Wirkt_Der-Autopilot.pdf`

[5] Auch ein wissenschaftlicher Experte und Parteien können eine „starke Marke" sein. (siehe Abschnitt über die „ wissenschaftliche Gewissheit" nach L. Fleck, S. 66)

Das Polyvagale Vegetative Nervensystem des Autopiloten

Wir kennen das unwillkürliche Nervensystem des Autopiloten als vegetatives Nervensystem(VNS). Unsere bewusste Wahrnehmung beschränkt sich auf einen winzigen Ausschnitt der über die Sinnesorgane aufgenommenen Informationsfülle aus der Umwelt. Ob der Faktor zwischen Bewusstem und Unbewusstem nun einmillionenfach oder elfmillionenfach ist, spielt dabei keine große Rolle. In Übereinstimmung mit den Forschungsergebnissen können wir definitiv feststellen, dass der Faktor sehr groß ist. Wir müssen uns damit abfinden, dass der Autopilot, das Unbewusste, im Vergleich zum Piloten, dem Bewussten, in unseren Wahrnehmungen, in unserem Denken und in unseren Handlungen weit über 90 % einnimmt, sogar mehr als 99 %. Dies zeigen auch Ergebnisse bezüglich der Verteilung dieser Informationsflüsse unserer Sinnesorgane.

Bezogen auf die Menge der verarbeiteten Information, beträgt der Faktor (das Verhältnis) von Pilot zu Autopilot eins zu mehr als elf Millionen. [66, Abb. 29, S. 206][59] und Abb. 8 S. 63

Allein die Augen schicken pro Sekunde nach einer sehr vorsichtigen Schätzung mindestens zehn Millionen Bits an das Gehirn. Doch bei all den beeindruckenden Zahlen sollten wir eines nicht übersehen: Bei den Schilderungen darüber, wie viele Bits wo verarbeitet werden, handelt es sich um quantitative Angaben der Informationen. Wir wissen aber, dass es auch bei Information außer um Quantität auch um Qualität gehen muss. Dies heißt: um Bedeutung, Sinnhaftigkeit, Wertigkeit. Quantität (Bits) und Bedeutung als Merkmal der Qualität sind komplementäre Aspekte der Information. Ein leeres Speichermedium mit 100 Millionen von GB macht erst mal nicht sehr viel Sinn, da Bedeutungen fehlen, außer der Möglichkeit – der Information –, einen riesigen Informationsspeicher zur Verfügung zu haben. Ein Wort mit geringer Bit-Zahl hingegen kann große Bedeutung haben und für einen Menschen, der dessen Inhalt versteht, wichtig und entscheidend sein. Wie viele Bit hat zum Beispiel der Satz „Ich liebe Dich“? Drei Bit? Vierzehn Bit? Auf keinen Fall Millionen von Bit! Wir haben eine große Menge an unbewussten verarbeiteten Wahrnehmungen und eine proportional kleinere

Menge an bewussten Wahrnehmungen. Die Qualität zwischen den beiden unterscheidet sich in ihrer Bedeutungshaftigkeit für die Person.

Unsere Wahrnehmung der Realität ist eng verbunden mit der Frage, welche Bedeutung wir Informationen geben; welchen qualitativen Sinn wir also einer quantitativ messbaren Größe in unserer Lebensgestaltung zuschreiben. Wir haben gesehen, dass wir nur einen Bruchteil der auf uns einströmenden Informationen überhaupt bewusst wahrnehmen. Der überwiegende Teil davon landet im Unterbewusstsein. Wird demnach die Mehrzahl unserer Handlungen vom Autopiloten aktiviert? Was bedeutet das für uns und für das Leben, das wir leben? Können wir den Autopiloten umprogrammieren? Und wenn ja, wie? Wir wissen, dass die Mehrzahl unserer körperlichen und geistigen Prozesse vollkommen unbewusst ablaufen. Dabei spielt das vegetative Nervensystem, das einen großen Teil unseres Autopiloten darstellt, eine herausragende Bedeutung.

Das vegetative Nervensystem (VNS)

Die Aufteilung des VNS in Sympathikus und Parasympathikus (auch als Vagus bezeichnet) ist ca. 1500 Jahre alt und geht auf Galen zurück. [55]

Der Sympathikus ist zum Beispiel für alle Formen von körperlicher Aktivität, die mit einer erhöhten Herzfrequenz (Herzrasen), Adrenalinausschüttung, Pupillenerweiterung oder Schweißausbrüche einhergehen, zuständig. Er sorgt damit in Stress-, Kampf- oder Fluchtsituationen für die nötige Leistungssteigerung, Aufmerksamkeit und Wachsamkeit (der Mobilisationsnerv). Der Parasympathikus sorgt für die Verdauung, Ruhe, Ausgleich, Erholung und Entspannung. (unter anderem der Nerv der Regeneration). Die aktiven Stressreaktionen sind sinnvoll, solange ein gesundes Gleichgewicht zwischen Sympathikus und Parasympathikus gewahrt ist.

Das vegetative Nervensystem ist einerseits das Nervensystem der inneren Organe, andererseits stellt es die Verbindung zwischen

Geist, Körper und Umwelt her (Abb. 6 S. 50). Es wird auch als autonomes oder unwillkürliches Nervensystem vieler automatisch ablaufender Prozesse im Körper bezeichnet. Mit diesem Nervensystem lassen sich psychosomatische Vorgänge im Körper erklären.

Über **das „unwillkürliche" Nervensystem** (VNS) werden zur Aufrechterhaltung des inneren Gleichgewichts (Homöostase) die lebenswichtigen Funktionen (Vitalfunktionen) wie Herzschlag, Atmung, Verdauung und Stoffwechsel automatisch kontrolliert und gesteuert. Auch andere Organe oder Organsysteme werden vom vegetativen Nervensystem gesteuert, so beispielsweise die Sexualorgane, endokrine Drüsen mit ihren Hormonen, exokrine Drüsen wie die Schweißdrüsen, das Blutgefäßsystem, das den Blutdruck regelt oder die Muskeln der Pupillenreaktion. Es ist unter anderem das Nervensystem der inneren Organe. Eine gute Methode zur Objektivierung der Reaktionen im VNS ist die Herzratenvariabilität (HRV), welche zum Beispiel als 24 Stundenmessung mit gleichzeitiger Protokollierung des Alltags wichtige, zielführende Zusammenhänge aufzeigen kann.

Eine weiterführende Einteilung untergliedert **das vegetative Nervensystem nach funktionellen und anatomischen Gesichtspunkten** in

1. Sympathisches Nervensystem

2. Parasympathisches Nervensystem = Vagus = 10. Hirn Nerv und

3. Enterisches Nervensystem (ENS) – das Nervensystem des Magen-Darm-Traktes (MDT), das in diesem Modell ein vollkommen selbstständiges Regelsystem darstellt, jedoch durch Signale vom Sympathikus und Parasympathikus beeinflusst wird.

Hierzu auch ein Film aus dem Internet. `https://www.youtube.com/watch?v=hvCzm2tqZiE` (23.8.2020): Der Film zeigt den Sympathikus für körperliche Aktivität und Vagus für die Aktivität der inneren Organe.

Dabei wirken beide jeweils antagonistisch – sind über eine Gegenspielerfunktion miteinander gekoppelt.

Die gesamten Funktionen des VNS und der in diesem Zusammenhang erwähnten Organe sind im Gehirn stark von Impulsen des limbischen Systems geprägt. Im limbischen System werden im wesentlichen Emotionen verarbeitet und alle Lernvorgänge im Laufe des gesamten Lebens gespeichert.

Das VNS koppelt somit Emotionen mit dem Körper und arbeitet automatisch. Es verbindet Körper und Geist und ist **ein Hauptteil unseres Autopiloten**. Mit dem VNS können ein Großteil der Automatismen des Autopiloten im Körper erklärt werden.

Das vegetative Nervensystem ist ein Hauptteil unseres Autopiloten.

Die Polyvagale Theorie der 3 Schaltkreise des Vegetativen Nervensystems

Eine erweiterte Einteilung des VNS nach dem jeweiligen Verhalten und klar abgrenzbaren ***neuronalen Schaltkreisen und Reaktionsmuster*** wurde von ***Stephen Porges*** vorgeschlagen; von der Unterscheidung zwischen sicheren, gefahrvollen und lebensgefährlichen Situationen. [51] Porges hat seine Erkenntnisse als **Die Polyvagale Theorie der 3 Schaltkreise des VNS** zusammengefasst (s. auch Abbildung 20 auf Seite 166 im Anhang).

Die Polyvagal-Theorie kann auch als „Wissenschaft der Sicherheit“ bezeichnet werden, die sich mit dem Verhältnis zwischen vegetativen Nervensystem und sozialem Verhalten befasst. Dadurch werden nicht nur Körper und Geist miteinander verbunden; zusätzlich werden mit der polyvagalen Sichtweise auch die Verbindungen und Verknüpfungen von Körper und Geist mit der Umwelt sichtbar (Abb 6 Seite 50).

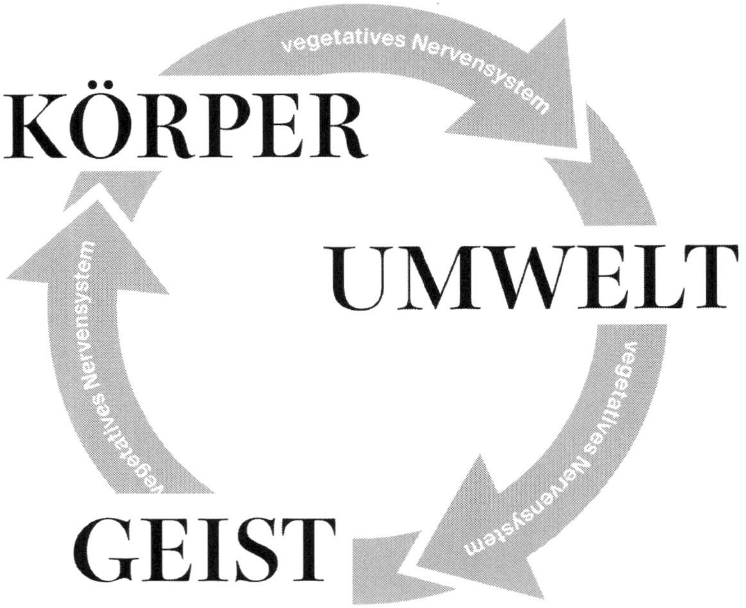

Abbildung 6: Körper – Geist – Umwelt

Die Polyvagal-Theorie teilt neuronale Schaltkreise im vegetativen Nervensystem gleichzeitig auch nach einer evolutionären Hierarchie ein. Bei dem Gefühl von Sicherheit funktioniert der „evolutionär junge“ Schaltkreis, der als „soziales Nervensystem der Kommunikation“ bezeichnet wird. Ändert sich unsere Wahrnehmung von einem Gefühl der Sicherheit zur Wahrnehmung von Gefahr, folgt der Körper und sein physiologisches System vorgegebenen Mustern, Schaltkreisen, Programmen. Bei Gefahr oder Lebensgefahr bewegen wir uns zwischen den „älteren“ Schaltkreisen von Flucht, Kampf und Starre; aus Beobachtung von Tieren ist der Totstellreflex bekannt.

Der wesentliche Unterschied zum bisherigen Modell des VNS liegt in der Darstellung des Parasympathikus - des Vagus. Hier konnten zwei unterschiedliche Vagus-Äste dargestellt werden: ein hinterer, archaisch-älterer und ein vorderer, entwicklungsgeschichtlich neuerer. Sie lassen sich anatomisch durch unterschiedliche Strukturen darstellen und haben unterschiedliche Funktionen:

1. **Immobilisation bei Lebensgefahr** mit Totstellen und Verhaltensstarre (alter, hinterer Vagus)
2. **Soziale Kommunikation** oder **soziales Engagement bei Sicherheit** mit Gesichtsausdruck, Stimme und Hören (neuerer, vorderer Vagus zusammen mit vier weiteren Hirnnerven (HN) – HN V, VII, IX, XI)
3. Der Sympathikus stellt einen dritten Schaltkreis mit **Mobilisation bei Gefahr** dar: Kampf und Flucht. [51]

Um zu überleben, sind wir darauf angewiesen, Anzeichen für **Sicherheit, Gefahr oder Lebensgefahr** im Alltag zu erkennen, zu unterscheiden und entsprechend -adäquat -darauf zu reagieren. In einer Gefahrensituation in der Wildnis ist sehr schnelles Reagieren und Handeln überlebensnotwendig. Dies geschah, um Zeit zu sparen, auf Kosten der Kommunikation.

Ein Beispiel eines Überlebensproblems stellt Y. Harari in „Homo Deus“ dar: „Ein Pavian erspäht ein paar Bananen, die an einem Baum hängen, bemerkt jedoch, dass gleich daneben ein Löwe lauert. Soll der Pavian sein Leben für diese Bananen riskieren?

Das läuft auf ein mathematisches Problem der Wahrscheinlichkeitsrechnung hinaus: dabei steht die Wahrscheinlichkeit, dass der Pavian verhungert, ... gegen die Wahrscheinlichkeit, dass sich der Löwe den Pavian schnappt. Um dieses Problem zu lösen, muss der Pavian jede Menge Daten berücksichtigen.“ Dies sind äußere Daten aber auch Informationen über die Lage in seinem Körper. „Ein ängstlicher Pavian – einer, dessen Algorithmen Gefahren zu hoch einschätzen – wird verhungern,. . . Ein unvorsichtiger Pavian – einer dessen Algorithmen Gefahren unterschätzen – wird dem Löwen zum Opfer fallen...“ [30]

Das VNS versucht in jedem Moment unseres Lebens automatisch und selbstregulierend die Situation in Bezug auf Gefahr

und Sicherheit zu erkennen und einzuschätzen. Es stellt uns mit den schnellen Reaktionen von hinterem Vagus und Sympathikus Schutz in Gefahrensituationen zur Verfügung. Andererseits gibt uns der vordere Vagus die Gelegenheit zur Regeneration und zur Kommunikation. Gleichzeitig gibt er uns die Möglichkeit, uns mit uns und unserer Umwelt zu verbinden. „Wir leben in einer Welt, in der sich in uns und um uns herum ständig alles verändert. Unser Überleben, unser Wohlbefinden und unser Glück sind auf ein flexibles autonomes Nervensystem angewiesen, das uns steuert, damit wir auf Veränderungen in unserer Umgebung und in unserem eigenen Organismus entsprechend reagieren können." [53, S. 105]

In der Entwicklung vom Tier zum Menschen sind die drei Schaltkreise mit ihren Verhaltensmustern für uns erhalten geblieben. Die einzelnen Muster können sich aufeinander auf - und wieder abbauen. Sie wechseln sich im täglichen Leben ab. Solange der Wechsel stattfindet – **der Rhythmus der Regulation** funktioniert-, sind wir gesund. Bei zunehmender Gefährdung nutzt das VNS die drei Schaltkreise für unser Überleben.

- Wenn wir uns sicher und wohl fühlen, bestimmt das soziale Nervensystem (**Social-Engagement-System - SES**) unser Verhalten. Dieser ventrale (jüngere) parasympathische Ast des Vagus-Nervs ermöglicht uns, dass wir auf unsere Umgebung eingehen und mit anderen Menschen in Beziehung treten können. Er kann die Herzfrequenz schneller regeln als der Sympathikus, was zu einer höheren Variabilität der Herzrate führt (in der Herzraten-Variabilitätstestung – HRV darstellbar). Die Auswirkungen auf unsere Gesundheit sind hervorragend.

- Der Wechsel in das nächste Reaktionsmuster geschieht bei der Wahrnehmung von Gefahr - wenn wir uns in einer Situation gefährdet fühlen. Der beruhigende Einfluss des Parasympathikus nimmt ab beziehungsweise wird vom **Sympathikus** verdrängt. Unser Verhalten verändert sich: wir fühlen uns gefordert, angespannt bis gestresst. Das Herz schlägt schneller, der Blutdruck steigt, die Atmung wird kurz und flach, der Körper ist bereit zum Kampf oder zur Flucht.

- Steigert sich die Bedrohung oder Herausforderung soweit, dass sie vom VNS als lebensbedrohlich eingeschätzt wird, wie beispielsweise bei einer ausweglos erscheinenden Situation oder einem Trauma, schaltet der **hintere Vagus** das System herunter. Es scheint wie eingefroren (Freeze, Energiesparmodus), erkennbar an der Neigung des Blutkreislaufes zu niedrigem Blutdruck. In einem weiteren Schritt legt der dorsale (alte) parasympathische Ast des Vagus-Nervs als letzten Ausweg zur Rettung alles lahm. Dies führt zum ‚Sich-Totstellen', Erstarren, in Ohnmacht fallen (Synkope). Die Jalousien werden reflektorisch herunter gefahren. Die ankommenden und die gesendeten Informationen, der Austausch mit der Umgebung, werden auf null heruntergefahren. Deb Dana schreibt von einer Art „Notabschaltung oder Energiesparmodus von Körper und Geist." (Shutdown). [12] [6]

Aus der Kombination von sozialem Nervensystem, hinteren Vagus und Sympathikus (den drei grundlegenden Schaltkreisen) ergeben sich zwei weitere Verhaltensformen:

- freundschaftlicher Wettstreit – **Spiel** (Kombination von sozialem Nervensystem mit Sympathikus)

- **Tiefenentspannung – mit kraftvoller Ruhe und Nähe zu Freunden**, Intimes Beisammensein (Kombination von sozialem Nervensystem und hinterem Vagus)

Die Teamarbeit der Partner des VNS ist die Voraussetzung für eine funktionierende Selbstregulation und damit Grundlage für jede Art von Genesung und Gesunderhaltung. Der vordere **Vagus-Nerv** wird von verschiedenen Autoren auch als **Selbstheilungsnerv** bezeichnet. [53]

[6] `https://hrv-herzratenvariabilität.de/2019/03/eine-kurze-einfuehrung-in-die-polyvagal-theorie/` (23.8.2020)

Wie genau errechnet der Pavian aus der vorhergehenden Erzählung von Harari Wahrscheinlichkeiten? „Mit Sicherheit greift er sich keinen Bleistift hinterm Ohr, zieht ein Notizbuch aus der Gesäßtasche und beginnt, mit einem Taschenrechner Laufgeschwindigkeit und Energieniveaus zu bestimmen. Die Rechenmaschine ist vielmehr der gesamte Körper des Pavians. Was wir als Sinnesempfindung und Emotionen bezeichnen, sind in Wirklichkeit Algorithmen. Der Pavian verspürt Hunger, er spürt Angst und Zittern beim Anblick des Löwen und er spürt, dass der Gedanke an die Bananen ihm den Mund wässrig machen. Binnen Sekundenbruchteilen erlebt er einen wahren Sturm an Empfindungen, Emotionen und Wünschen, der nichts anderes als dieser Rechenvorgang sind. Das Ergebnis wird sich als Gefühl zeigen: Der Pavian wird plötzlich spüren, wie er Mut fasst, wie sich ihm die Nackenhaare sträuben, wie seine Muskeln sich anspannen, wie die Brust weit wird, und er wird einmal tief einatmen und dann: ‚Vorwärts! Ich schaffe das! Auf zu den Bananen!' (Sympathikus). Alternativ überkommt ihn vielleicht die Angst, er lässt die Schultern hängen, im Magen regt sich ein flaues Gefühl, die Beine werden ganz wacklig: ‚Mamma! Hilfe, ein Löwe!' (hinterer Vagus: Freeze) Manchmal sind die Wahrscheinlichkeiten annähernd gleich groß, so dass eine Entscheidung schwerfällt. Auch das wird sich als Gefühl manifestieren. Der Pavian wird sich verwirrt und unentschlossen fühlen. ‚Ja... nein... ja... nein... Verdammt, Ich weiß nicht was ich machen soll!'" [30, S. 119] (hinterer Vagus: Shutdown). Hat der Pavian sein Ziel, die Bananen, nicht nur erreicht sondern auch verspeist und befindet sich auf seinem Lieblingsbaum mit Freunden in Sicherheit, kann er seinen wohlverdienten Schlaf der Regeneration genießen (soziales Nervensystem mit vorderem Vagus).

Hier begegnet uns die Gratwanderung von Gleichgewicht und Harmonie im Körper. Bleibt zum Beispiel eine Stressreaktionen auch nach Wegfall oder Beseitigung einer Stresssituationen im Unbewussten als *lebensgefährdend* bestehen, kann sie sich in körperlichen Beschwerden ausdrücken. So wie im Fall von Migräne, Herzrhythmusstörungen, sinkendem Blutdruck, Ohnmacht (Synkope) mit sehr langsamem Herzschlag als ein Beispiel für das Überwiegen des archaischen, hinteren Vagus. Die Regulation des VNS bleibt dann zu häufig im Schaltkreis des hinteren Vagus hängen. Hierzu reicht die Vorstellung, Erinnerung und Wahrnehmung einer Situation von Lebensgefahr aus, um mit dem hinteren aktivierten Vagus in eine Starre zu verfallen, aus dem Lebensrhythmus zu kommen (im Englischen „out of synchronisation“). Die Reaktion wird durch einen Trigger ausgelöst, der mehr oder auch weniger mit der erinnerten Situation im Unbewussten zu tun hat. Sehr häufig stelle ich mir die Frage, inwieweit die Starre des VNS zur Starre der Regulation führt und damit als Mitverursacher für Krebs und anderen Erkrankungen in Frage kommt.

Bei der Wahrnehmung unbewusster *Gefahr* überwiegt der Schaltkreis des Sympathikus zur Flucht und zum Kampfmodus – das VNS hängt im sympathischen Schaltkreis–, steigt der Blutdruck durch die Engstellung der Gefäße und der Herzschlag erhöht sich. So kann hinter einem erhöhten Blutdruck (arterielle Hypertonie) die unbewusste Wahrnehmung des „immer auf der Flucht sein“, ein ununterbrochener Kampfmodus oder Dauerstress stecken. Die Bewusstmachung dieser Mechanismen kann sehr hilfreich sein und zu einer Reduzierung oder gar Absetzen von Blutdruckmedikamenten führen. Der Zusammenhang von Blutdruck- und/oder Herzerkrankungen mit dem VNS ist sehr häufig.

Durch Eigenbeobachtung hilft das polyvagale Modell des VNS sehr vielen Menschen, sich selber und das eigene Verhalten, Denken und Fühlen besser, bewusster zu verstehen. Damit eröffnen sich Wege der Problemlösung und Veränderung hin zu einem harmonischeren Leben. Deshalb erkläre ich meinen Patienten in Situationen, die ihnen unlösbar erscheinen, die Schaltkreise der Gefahr, Lebensgefahr und Sicherheit, damit sie diese Reaktionen bei sich selber erkennen. Das Erkennen der gestörten Regulation und der zugeordneten Verhaltensmuster ist der Türöffner für eine Verbesserung ihrer Situation durch einen bewussteren Umgang mit sich selbst. Hier ein zehn Minuten Film, in dem Herr Porges über seine Polyvagal-Theorie spricht: `http://systemagazin.com/stephen-porges-ueber-die-polyvagal-theorie/` (23.8.2020)

Manipulation durch Marketing, Medien und Politik

Um Menschen zu beeinflussen oder gar zu manipulieren werden im Marketing und auch in der Politik häufig die Reaktionen des VNS genutzt. Assoziationen von angenehmen, wohligen Gefühlen wecken das Verlangen nach Autos, Kleidung, Schuhen.... Die Angst vor Fremdem, Bakterien, Viren oder anderen Risiken kann breite Gruppen der Bevölkerung in einen Zustand von Starre, Kampf und Flucht versetzen. Die beiden letzten Situationen erfordern eine schnelle Reaktion, schnelles Denken und schnelles Handeln; das langsame, rationale Denken erscheint in dieser Situation unmöglich. Auch hier ist das Erkennen der eigenen Situation der Türöffner für eine eigenständige Befreiung von Zwang, Perspektiv- und Alternativlosigkeit.

Schnelles Denken, langsames Denken	
„Bauchdenken" - AUTO-PILOT schnelles automatisches Denken und Handeln	**„Kopfdenken" - PILOT** langsames rationales Denken

Polyvagale Theorie		
Immobilisierung (Toten-)Starre	Kampf und Flucht	**Regeneration** **Das soziale Nervensystem**
Hinterer alter Vagus	**Sympathikus**	**Ventraler „neuer" Vagus**

Abbildung 7: Auto-Pilot, polyvagale Theorie und die Theorie von Kahneman

Änderungen von Autopilot-Programmen, Stärkung des ‚sozialen Nervensystems'

Ein gutes Instrument, um den Autopiloten mit dem VNS umzuprogrammieren stellt das **Biofeedback** dar. Mit Biofeedback-Geräten lassen sich physiologische Abläufe messen, wobei sich die Aufmerksamkeit gezielt auf ansonsten unbewusste Abläufe richtet. Anhand der veränderten Biosignale, des Feedback des Körpers, ist der Erfolg unmittelbar messbar.

Bewusste Steuerung des ‚unwillkürlichen' VNS-Biofeedback:

Der Patient sitzt vor einem Bildschirm eines Computers und ist mittels Sensoren für Puls, Blutdruck, Muskelspannung oder für andere Parameter seiner Körperfunktion durch Kabel mit dem Computer verbunden. Das Bild auf einem Bildschirm visualisiert zum Beispiel eine erhöhte Muskelanspannung und Dauerstress in der rechten Schulter durch zum Beispiel steigende und sinkende Luftballons. Da sich Migräne mit Gefäßverengung ankündigt, können jetzt gezielte Entspannungstechniken zur Gefäßerweiterung führen und damit zur Entspannung. Der Patient sieht sinkende Luftballons als Zeichen seiner Entspannung auf dem Bildschirm. Dadurch erkennt der Patient, wie er zunächst bewusst gegensteuern kann, um eine aufkommende Migräne abzuwenden. Im weiteren Verlauf kann das Repertoire der Entspannungstechniken erweitert werden- zum Beispiel mit gezielten Atemtechniken (siehe Kasten unten). Infolgedessen machen die Patienten eine grundlegende neue Erfahrung: Herzfrequenz und Atmung verlangsamen sich, der Blutdruck sinkt, die Hauttemperatur erhöht sich aufgrund einer verbesserten Durchblutung der Hautgefäße und die Muskulatur entspannt sich zusehends. Durch ein Training werden die zur Entspannung und Besserung führenden Programme im unbewussten Autopiloten automatisiert. Mit solchen ‚Werkzeugen' ist der Patient in der Lage, den nächsten Migräneanfall bereits, je nach Fortschritt bewusst oder unbewusst, im Vorfeld abzuwenden.

An diesem einfachen Beispiel können wir erkennen, dass unsere Handlungsspielräume der **Selbstbeeinflussung** eine wirkungskräftige Ressource im Sinne der Gesundheit, der Prävention und der Heilung sind: Sie können lernen, Ihren Autopiloten aktiv zu beeinflussen.dies geschieht auch wenn sie „rational" bewusst lediglich 0,0004 % aller Sinneseindrücke wahrnehmen und die restlichen 99,9996 % der Eindrücke ohne Einflussmöglichkeit automatisiert im Hirn ablaufen. [66, S. 206 und Abb. 30]

Auch wenn Ihre Augen, Ohren, Nase, Haut und Zunge pro Sekunde mindestens 11 Millionen Bits in ihrem Autopiloten unbewusst verarbeiten und Ihr Bewusstsein im Gegensatz dazu lediglich 50 Bits pro Sekunde zu verarbeiten in der Lage ist – Sie haben es in der Hand. Sie sind Ihrem eigenen Autopiloten nicht ausgeliefert. Sie können Ihre Körperfunktionen bewusst steuern und Sie können sich störender Programme wie z. B. eines „Sabotageprogramms" bewusst werden. Ja, Sie können Ihren Autopiloten umprogrammieren, Schalter umlegen, das Gleichgewicht zwischen den Schaltkreisen von Sympathikus und den beiden Vagus-Ästen wiederherstellen, Unbewusstes kann Ihnen bewusst werden. Wir können uns damit selber ein Vielfaches mehr an Kohärenz, Gleichgewicht und Harmonie verschaffen. Die Hilfe, diese Möglichkeiten der bewussten Umprogrammierung zu erkennen und zu erlernen, sollte fester integraler Bestandteil jeder (Eigen-) Behandlung sein.

Ruhiger Atem – ruhiger Geist – ausgeglichenes regulierendes VNS

Ähnliches gelingt Ihnen mit Hilfe der Yoga-Atemtechniken (Pranayama). Auch mit ihnen können Sie auf das VNS zum Beispiel bei Herzrhythmusstörung und Bluthochdruck Einfluss nehmen.

In Rückenlage beide Hände auf den Bauch legen, die Hände mit Hilfe des Bauches durch tiefe Einatmung langsam aufwärts bewegen, ca. 3–4 Sekunden. Im Anschluss in Abwärtsbewegung der Hände und des Bauches bei Ausatmung, auch 3–4-Sekunden. Hier zwei weitere Beispiele des Pranayama: Die Feuer- und die Wechselatmung (Kapalabati und Anuloma viloma) über Internet in Videofilmen anschauen und danach praktizieren.

Auch wenn Unruhe, Aufregung... im Körper zu spüren sind, hilft oft schon alleine das tiefe Durchatmen.

Auch die Erklärung für die Wirkung der Atmung auf den Geist ergibt sich durch das vegetative Nervensystem; es verbindet den Körper mit dem Geist. Der psycho-somatische Weg ist selbstverständlich bekannt. Auch in der Gegenrichtung gibt es nicht nur theoretische und diagnostische Wege, wie zum Beispiel durch chronische Schmerzen verursachte psychische Probleme. Auch in der Therapie gelingt es vom Körper aus den Geist zu beeinflussen. Dies wird als **somato-psychischer Weg in der Therapie bezeichnet und ist durch die Stärkung des Systems für soziale Verbundenheit – des sozialen Nervensystems – in der Praxis umsetzbar.**

Jeder, der sich mit „*Körperarbeit*" beschäftigt hat, verfügt über solche Erfahrung. Ob Yoga, Tai-Chi, Feldenkrais oder andere therapeutisch angewandte Methoden. Weitere *zur Stärkung des ventralen Vagus* und damit das langsame, rationale Denken fördernde *Techniken* sind im Buch „Die Polyvagal-Theorie in der Therapie" von Deb Dana beschrieben: Änderung des Atemrhythmus, Seufzen, Empfangen und Senden von Geräuschen/Musik, der Klang von Sicherheit, die Kraft der Stimme, Berührungen, Bewegung, Sport.

Am Beispiel der Sprache wird ersichtlich, wie es zur **Stärkung des Systems für soziale Verbundenheit durch das Sprechen kommt.** Das Sprechen trainiert das ‚*soziale Nervensystem*', eine Zusammenarbeit des vorderen Vagus (10. Hirnnerv) mit vier weiteren Hirnnerven(HN): dem Nervus Trigeminus (V. Hirnnerv), dem N. Facialis (VII. HN), dem N. Glossopharyngeus (IX. HN) und dem N. Accessoires (XI. HN).

Das soziale Nervensystem vermittelt durch die Zusammenarbeit der fünf Hirnnerven den Input aus dem Gesicht und den Output für das Gesicht- die Mimik, süßen und bitteren Geschmack, die Funktion der Tränendrüsen, des Ohrs, der inneren Organe und die Blutdruckregulation. **Therapeutisch** werden zum Beispiel durch das **Sprechen und auch beim Singen** folgende Strukturen trainiert:

- *der ventrale Vagus*, weil man beim Sprechen die Atmung über den Kehlkopf steuern muss, der uns ermöglicht, Geräusche hervorzubringen;

- die *Nerven zum Hören*, wenn wir den Klang der menschlichen Stimme hören;

- den *Nerven für die Muskeln des Gesichts* (N. Facialis)für die Mimik und wenn sich der Mund bewegt, um ein Geräusch oder einen Klang hervorzubringen.
- die *Muskeln der Kopfhaltung (N. Accessoires)*, durch die abhängig von der Haltung Signale von Sicherheit und Gefahr vermittelt werden.

Das Sprechen stärkt das ‚soziale Nervensystem'. Dadurch kommt es gleichzeitig zu einem besseren Umschalten zwischen vorderem mit dem hinteren Vagus und mit dem Sympathikus und so zu einer verbesserten Regulation. Die Übung der Sprache führt also zu einer besseren Funktion des gesamten vegetativen Nervensystems und damit zur Verminderung von Stress, zur Minderung von Angst, zu einer Gesundung und zu Gesundheit. Genau diese Ergebnisse werden auch durch Körpertherapien wie QiGong, Yoga, Feldenkrais u.v.m. erzielt. Also Therapieformen, die gelegentlich von der ‚ernsten Wissenschaft' eher als Zusätze nett belächelt werden.

Gegenteilige Maßnahmen sind zum Beispiel *Isolationshaft und Kontaktsperren*. Sie schränken die Funktion des VNS und die Gesundheit ein und fördern Angst und Krankheit. Sie werden z. B. als Steigerung einer Inhaftierung oder Folter in Gefängnissen angewandt; aber auch durch Autoritäten an Arbeitsplätzen und durch autoritär-diktatorische Regierungen mit Volksgruppen oder auch mit der gesamten Bevölkerung. Das Verdecken von größeren Teilen des Gesichts verhindert die Kommunikation mittels der Mimik wie zum Beispiel bei Frauen in muslimischen Ländern. Der Faßbinder-Film „Angst essen Seele auf"[7] und das Theaterstück „Die Angst des Tormanns vor dem Elfmeter" von Peter Handke befassen sich mit diesen Phänomenen.

Individuelle Freiheit oder der Autopilot geht einkaufen?

„Der Psychologe und Nobelpreisträger Daniel Kahneman nennt den Autopiloten ‚System 1' und den Piloten ‚System 2'. Um sich von

[7] https://de.wikipedia.org/wiki/Angst_essen_Seele_auf

älteren Konzepten des Unbewussten (z. B. bei Freud) abzugrenzen, sprechen Forscher heute lieber von ‚impliziten' Vorgängen. Das implizite System des Autopiloten arbeitet parallel, hoch effizient und weitestgehend unbewusst. Dazu gehören die Sinneswahrnehmung, viele Lernvorgänge (z. B. bei Werbung), Emotionen, Faustregeln, Stereotypien, Automatismen wie reflexartiges Verhalten und Gewohnheiten, aber auch Marken-Assoziationen, unbewusste Markenimages, spontanes Verhalten und intuitive Entscheidungen. Das implizite System des Autopiloten regelt unter anderem das Lernen von Markenbotschaften, und hier entfalten (starke) Marken ihre Wirkung. Letztlich bedeutet aber ‚implizit', dass ein Vorgang vor- bzw. unbewusst und nicht reflektiert abläuft, beispielsweise in der Art, dass Menschen ihre Lieblingsmarke sehen und sich damit eine kortikale Entlastungsreaktion einstellt. Der Autopilot gibt bei Konsumenten-Befragungen beispielsweise die Antwort: ‚Ich habe Preise verglichen und mir das beste Angebot rausgesucht' oder ‚Ich verstehe diese Werbung nicht' (siehe S. 44 Neuromarketing)

Die Bedeutung des impliziten Systems, des unbewussten Autopiloten im Kopf, wurde lange unterschätzt. Heute ist jedoch klar: Dieses System ist mit seinem Hauptteil, dem VNS, entscheidend für das reale Verhalten. Es verbindet Körper, Geist und Umwelt und ist damit *ein Superknoten im NetzwerkMensch* ... Über das implizite-unbewusste System unseres Autopiloten verarbeitet das Gehirn ein Vielfaches dessen, was explizit-bewusst verarbeitet wird." [41, S. 33][8] Gerade für das Gesundheitsverhalten spielt der Autopilot eine bedeutende Rolle: häufig sind unbewusste Ängste für seine Reaktionsmuster mitverantwortlich. Andererseits können wir die Programme in unserem Unbewussten umprogrammieren – sobald wir sie uns bewusst machen. Dieser Schritt setzt allerdings voraus, dass wir als lebende Systeme bereit sind, die Freiheit und die damit verbundene Verantwortung anzunehmen, unsere Welt selbst bewusst zu beeinflussen anstatt bloß auf Vorgegebenes zu reagieren. Dies ist aber gleichzeitig ein sehr aufwendiger Weg. Er bietet eine Chance, mehr Verantwortung für unsere Gesundheit zu übernehmen. Dadurch ergibt sich gleichzeitig eine größere Anzahl an Wahlmöglichkeiten – also mehr Freiheit.

[8] aus `http://www.decode-online.de/en/downloads/pdf/Neuromarketing-Ueber-den-Mehrwert-der-Hirnforschung.pdf`

Ein Beispiel in diesem Zusammenhang ist die Information „Die Struktur folgt der Funktion". „Die Struktur folgt der Funktion" heißt, dass zuerst funktionelle Störungen auftreten. Erst nach lange andauernden funktionellen Störungen treten strukturelle Probleme auf. Für funktionelle Beschwerden ist das Ab- und Anschalten der Symptome typisch; wenn Beschwerden kommen und gehen sind es meist funktionelle Beschwerden (z. B. Blockierungen von Gelenken). Bei einem gebrochenen Bein handelt es sich um eine strukturelle Störung: wenn ein Bein einmal gebrochen ist, dann bleibt es bis zur Operation und/oder bis zur Ausheilung strukturell gestört. Die Mehrzahl der Patienten leiden jedoch unter funktionellen Störungen. Hier ist eine funktionelle Diagnostik und Therapie adäquat. Wird bei einer funktionellen Störung (zum Beispiel des Knies) mit strukturellen Verfahren therapiert (Operation) können erhebliche Probleme auftreten: fehlende Linderung der Beschwerden nach der Operation unter Eingehen der Risiken von Komplikationen. So muss die funktionelle Diagnostik eines Gelenks immer die Funktion der gelenkführenden Muskeln prüfen.

Funktion und Befindlichkeit: Die Eigen-Wahr-Nehmung des Körpers ist wichtiger als Struktur und Diagnose

Versuchen Sie bei Auftreten von Beschwerden nicht so sehr einer strukturellen Diagnose hinterherzulaufen oder sich von einer strukturellen Diagnose (ver-) leiten zu lassen (Röntgen, MRT etc.). Denn in den meisten Fällen sind die Ursachen unserer Beschwerden funktionell.

Sie helfen sich besser, wenn Sie die Funktionen Ihres Körpers und Ihre Befindlichkeit in Ruhe und mit Distanz beobachten.

Hilfreich zum Verständnis des Verhältnisses zwischen Pilot und Autopilot ist das Modell des Flaschenhalses der Datenreduktion von Becker-Carus/F. Vester (Abb. 30 in NM S. 209)[59]. Nach diesem Modell nimmt der Mensch nur sehr geringe Anteile seiner Umwelt bewusst wahr. Die meisten Informationen der äußeren Einflüsse werden unbewusst wahrgenommen und vermischen sich mit den Daten des Autopiloten - also mit unserer ‚Innenwelt'. Wir nehmen deshalb eher eine subjektive Realität wahr. Bei unseren Handlungen, Gesprächen etc. werden der ‚Input' mit den Einflüssen der „Innenwelt" (Gefühle, Erinnerung, Intuition) erneut vermischt, also mit den „gespeicherten Programmen"; (siehe NM S.208/209)

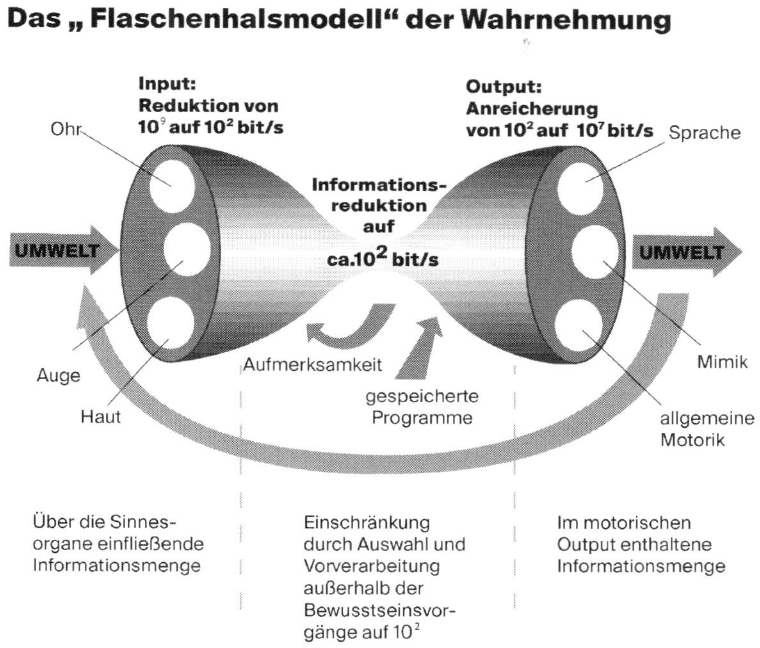

Abbildung 8: Der Flaschenhals des Bewusstseins

Darauf wurde bereits mit der Abb. 3, „Projektion aus dem Kopf auf einen Bildschirm" Seite 26 hingewiesen.

Pilot und Autopilot – eine Zusammenfassung

Es gibt demnach zwei Systeme unseres Verhaltens: den Piloten und den Autopiloten:

Der **Autopilot** steuert das Verhalten implizit, d. h. ohne darüber zu reflektieren, und handelt spontan, reflektorisch ... und automatisch. Er steht damit für das schnelle Denken, sorgt damit für schnelle Reaktionen und verbraucht deutlich weniger Energie.

Der **Pilot** dagegen handelt reflektiert und damit wesentlich langsamer; er verbraucht im Vergleich zum Autopiloten wesentlich mehr Energie. Die Vorgänge im Autopiloten sind für den Piloten meist nicht einsehbar - unbewusst. Der Autopilot verarbeitet alle Informationen aus der Umwelt und hat eine fast unbegrenzte Kapazität. An den Piloten wird aber nur ein minimaler Teil weitergegeben. Der Pilot, unser Bewusstsein im engeren Sinn, hat nur sehr geringe Datenspeicher zur Verfügung und ist damit sehr begrenzt.

Schnelles Denken, langsames Denken	
Unbewusstes - Reflexe-Automatismen	reflektierte Bewusstheit
„Bauchdenken" - AUTO-PILOT schnelles automatisches Denken und Handeln	**„Kopfdenken" - PILOT** langsames rationales Denken

Polyvagale Theorie		
Immobilisierung (Toten-)Starre	Kampf und Flucht	**Regeneration** **Das soziale Nervensystem**
Hinterer alter Vagus	**Sympathikus**	**Ventraler „neuer" Vagus**

Abbildung 9: Auto-Pilot, polyvagale Theorie und die Theorie von Kahneman

Wissenschaft ein sozialer Prozess – wissenschaftliche Gewissheit nach L. Fleck

Gerne übernehmen wir die Vorgaben von Experten, Wissenschaftlern und ganz allgemein von Fachleuten. Dies geschieht nicht nur aus„Bequemlichkeit"; bei den vielen Informationen und Fachgebieten können wir uns nicht bei jeder neuen Entscheidung gänzlich neu informieren oder gar ein vollständiges Studium absolvieren.

Die Meinung eines wissenschaftlichen Experten ist uns sehr wichtig und gerne übernehmen wir vertrauensvoll bis teilweise kritiklos dessen Auffassungen. Unser Verhalten gegenüber wissenschaftlichen Experten Kann zum Teil mit einer ehrfurchtsvollen Haltung beschrieben werden. Dabei vergessen wir, dass jeder Mensch, auch Wissenschaftler und Experten, über ein vegetatives Nervensystem mit den drei Schaltkreisen verfügen. Daraus ergeben sich Fragestellungen: Wie entstehen und entwickeln sich „wissenschaftliche Tatsachen"? Lassen wir uns durch „Marketing" von Wissenschaft und/oder Politik zu leicht über unseren Autopiloten lenken? Wie groß ist dabei die Macht über meinen eigenen Autopiloten?

Nach Hans-Peter Dürr, hätten die revolutionären Einsichten der Quantenphysik das Alltagsbewusstsein noch gar nicht erreicht.[9] Dabei haben wir bereits festgestellt, dass eine ganzheitliche Vernetzung sehr gut durch die moderne Quantenphysik darstellbar ist. Sie ist für die selbstorganisierenden Prozesse im Organismus als eine wichtige Basis zu berücksichtigen. [20, S. 2–11]

Genauso ist die Tatsache der einfachen Regulation und Organisation von Lebewesen nach dem Prinzip ‚Einfach Komplex' in der heutigen Wissenschaft noch nicht so richtig angekommen. Dazu gehören die Wirkungen des EMF im Körper mit seiner Informationsverarbeitung, ganzheitliche Funktionen lebender Systeme, dissipative Strukturen, die Muskeltestungen der Applied Kinesiology, das Ausmaß und die Größe unseres Autopiloten, polyvagale Funktionen des vegetativen Nervensystems. Diese Erkenntnisse wurden in diesem Buch und meinen beiden vorherigen Büchern erwähnt, ohne dass sie in der geltenden Wissenschaft als anerkannt und gültig angesehen oder gelehrt werden.

Ein wichtiger Grund dafür ist, dass Wissenschaft ein sozialer Prozess ist. „Und ein wesentlicher Bestandteil dessen, was wissenschaftlich akzeptiert ist, hängt vom Konsens einer Gemeinschaft von Forschenden und Spezialisten ab." [61] Darauf hat als Erster *Ludwik Fleck* 1935 in seinem Buch „Entstehung und Entwicklung einer wissenschaftlichen Tatsache" hingewiesen. [21] Ludwik Fleck hat gezeigt wie schwer es eigentlich ist zu bestimmen, was eine

[9] `https://ethik-heute.org/hans-peter-duerr-ist-tot` (24.8.2020)

Syphilis-Spirochäte ist, also der bakterielle Erreger der Syphilis. „An diesem Beispiel konnte er belegen, wie entscheidend soziale Prozesse bei der wissenschaftlichen Konsensbildung sind." [61] Dabei spielt – neben dem polyvagalen vegetativen Nervensystem – die Ausbildung, die eigene Biographie, die Herkunft, die kulturelle, soziale und weitere Situation bei der Beurteilung der an der Konsensbildung beteiligten Wissenschaftler eine wesentliche Rolle. Ludwik Fleck beschrieb diese wissenschaftlichen Prozesse mit Hilfe vom Denkstil, Denkkollektiv und Denkzwang.

Die Instrumente von Denkstil, Denkkollektiv und Denkzwang, die grundlegende Veränderungen ver- und behindern können. L. Fleck

Folgende Aussagen sind für Denkkollektive kennzeichnend (z. B. Gruppen von Forschern, Wissenschaftlern, Politikern aber auch in Sportclubs oder bei der Arbeit):

1. Ein Widerspruch zum Meinungssystem ist undenkbar
2. Widersprechende Erkenntnisse werden nicht gesehen und ignoriert.
3. Widersprüche werden verschwiegen und nicht diskutiert
4. Widersprüche werden mittels großer Kraftanstrengung in das Meinungssystem integriert
5. Beobachtungen und „Fakten" werden erdichtet, die der herrschenden Anschauung entsprechen[10]

Beispiele der Auseinandersetzung mit Widersprüchen in der Medizin, bei denen die fünf oben erwähnten Beobachtungen von L. Fleck deutlich werden, sind das „Vitamin" D3 und die Endosymbiose:

[10] Querbezug zum fragmentierten Denken des Atomismus S. 76

Beispiel Vitamin D3 in Bezug zu den fünf Punkten von L. Fleck:

1. ist D 3 kein Vitamin; es hat die Struktur eines Steroidhormons und es gibt in jeder Zelle des Körpers, die einen Zellkern hat, Rezeptoren für D 3. Rezeptoren sind typische Merkmale für die Hormonfunktion, die für Vitamine nicht zutrifft.

2. Es gibt eine Vielzahl von wissenschaftlichen Studien, die belegen, dass D3 positiv auf die Gesundheit und bei vielen Erkrankungen hilfreich ist (Abb. D3-Mangel);

3. Es wird Verwirrung geschürt bezüglich der Dosierung und der Normwerte (20 bis 30 µg/l sollen eine ausreichende Versorgung darstellen! Es sind mindestens 50 µg/l notwendig);

4. Es existieren unterschiedliche Maßeinheiten (µg/l, nmol/l und Internationale Einheiten – IE) und

5. Für eine Giftigkeit von D3 findet sich auch bei eigehender Recherche keine einzige Veröffentlichung. Diese Vergiftungsmöglichkeit wird aber auf jedem Laborbogen mit einem D3 – Wert angeführt.

Meine Erfahrung zeigt, dass ein D3-Mangel sehr häufig ist und dass nach einem Auffüllen der D3-Vorräte meist deutliche Besserungen auftreten. Ich bin sehr froh, dieses therapeutische Werkzeug meinen Patienten anbieten zu dürfen.

Ein weiteres Beispiel ist die *Endosymbiose:* Die Evolution wird in der geltenden Wissenschaft unter darwinistischen Aspekten betrachtet, das heißt als langsame, zufällige Entwicklung, gesteuert durch Selektion. Hier wird angenommen, dass Zufallsmutationen aus einem einzelligen Lebewesen einen vielzelligen Organismus mit Körperbauplan hat entstehen lassen können. Diese Erwartung des Zufallsprinzips gleicht der Erwartung, es bilde sich ein Wolkenkratzer, wenn man die dazu notwendigen Komponenten (Steine, Fenster, Türen, Elektroanlagen, Wasser, Abwasser und ...) nur oft genug auf einen Haufen schütte. [3] Aus ganzheitlich-systemischer Sicht ermöglicht die Evolution durch regelhafte Komplexitätszunahme und Erhöhung von Kooperation die Entstehung und Bildung von mehrzelligen Lebewesen.

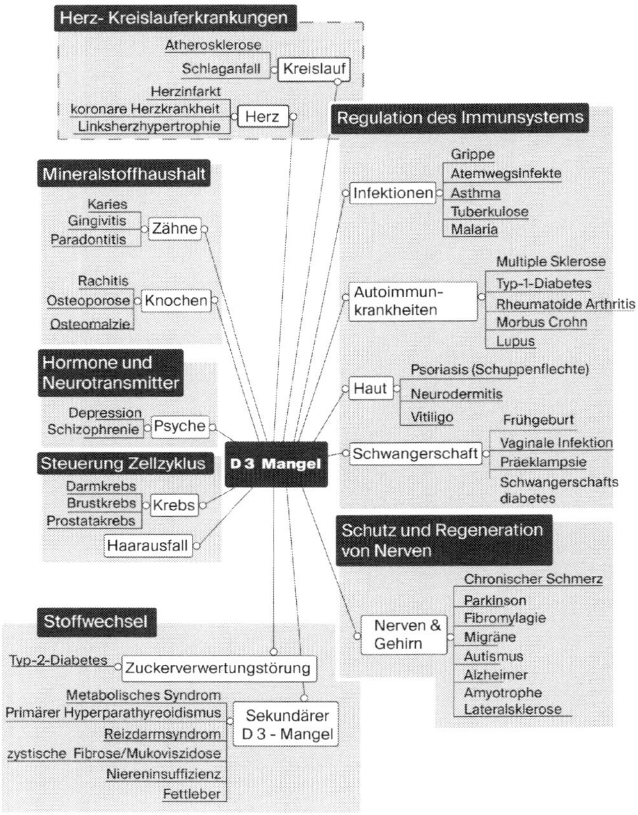

Abbildung 10: Die postiven Wirkungen von D 3 bei Erkrankungen unterschiedlichster Genese

> Gene ... (Anm.: und ebenso die Evolution) folgen drei biologischen Grundprinzipien (die sich... außerhalb der Biosphäre nicht finden lassen): Kooperation, Kommunikation und Kreativität.

In der **Evolution** spielt die Verbindung von mehrzelligen Lebewesen mit Einzellern, von **viraler RNA** bis zu der **DNS von Bakterien**, eine wesentliche Rolle. Diese Nukleinsäuren sind sozusagen „unsere Vorfahren“(Abb. 11) [3, Abb. aus Bauer S. 140].

Durch die Fusion mit Bakterien vor ca. 2,1 Milliarden Jahren sind Zellen mit Mitochondrien (Kraftwerke der Zellen, s. [66]) entstanden: die Geburtsstunde der Zellen mehrzelliger Lebewesen – der eukaryotischen Zellen.

„Der einzige ‚Nachteil‘ dieses spektakulären Ereignisses ist: Es passt in keiner Weise zu den *Dogmen des Darwinismus*, weshalb es in den Texten darwinistischer Autoren entweder nicht erwähnt oder zur Ausnahme erklärt wird. Die Endosymbiose fügt sich ... weder ins Darwin'sche Dogma der langsam-kontinuierlichen Entwicklung, noch lässt sie sich zum Produkt eines Zufallsgeschehens erklären. Vielmehr war sie offenbar ein in biologischen Systemen als Möglichkeit angelegter, im biologischen Grundprinzip der Kooperativität folgender Schritt“.

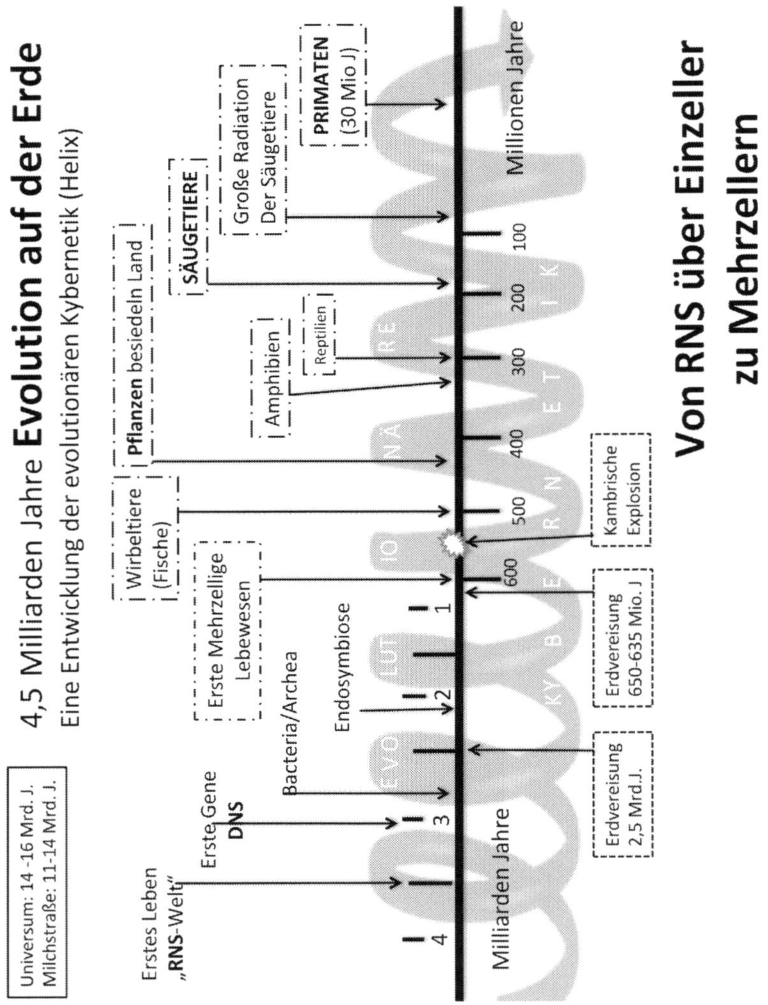

Abbildung 11: Die Evolution der Erde

Das Fazit von Joachim Bauer: „*Lebewesen* mitsamt ihren Genen sind keine steuerlos auf dem Fluss der Erdgeschichte treibende Objekte, sondern *Akteure der Evolution*. Als deren Grundprinzipien erweisen sich Kooperation, Kommunikation und Kreativität."[11] „Wer nicht kooperiert, fliegt raus aus der Evolution", ist ein Schlüsselsatz von Hans-Peter Dürr gewesen. Er war überzeugt, dass nur diejenigen Arten überleben würden, die nicht auf Kosten anderer lebten, wie der Mensch es heute tut.[12]

Kehren wir zu L. Flecks Gedanken zurück, so stellen wir fest, dass ein Denkkollektiv eine Gruppe darstellt. Solange ich mich innerhalb der Gruppe konform verhalte, bieten mir die anderen Menschen meiner Gruppe Sicherheit. Ein von der Norm der Gruppe abweichendes Verhalten könnte meine Sicherheit gefährden. D. h. Denkstil und Denkzwang sind die Eigenschaften von Denkkollektiven. Letztlich steckt hinter den fünf vorgenannten Punkten über Denkkollektive die Angst, die Gruppenzugehörigkeit zu verlieren. Aus dieser resultieren Denkzwang und Denkstil eines Denkkollektivs. Die Rolle der Angst haben wir im Zusammenhang mit dem vegetativen Nervensystem, dem Hauptteil des Autopiloten, erwähnt. Hier ein weiterer Hinweis auf die Wirkung von Angst auf Gruppen: Herrscht in einer Bevölkerung Angst, verlangt sie nach Antworten, die Sicherheit versprechen. Verunsichernde Fragen sind dann nicht erwünscht. Mit dem Wissen der Erkenntnisse eines L. Fleck ist aber gerade in unklaren angstmachenden Situationen die Diskussion und der Diskurs notwendig. Die folgende Abbildung möge Ihnen eine kleine Hilfe sein in undurchsichtigen Situationen, um die Zuverlässigkeit und Vertrauenswürdigkeit von Informationen zu beurteilen.

[11] `http://langelieder.de/lit-bauer08.html`

[12] `https://ethik-heute.org/hans-peter-duerr-ist-tot/`

Wissenschaft	Pseudowissenschaft
Änderungsbereitschaft bei entsprechenden Beweisen	Festgelegte Ideen, Dogmen
Schonungslose Begutachtung Peer review	Keine Gegengutachten/-beurteilung// kein peer review
Berücksichtigung aller neueren Erkenntnisse	Selektiert nur passende Erkenntnisse
Lädt zur Diskussion-Kritik ein	Sieht Kritik als Verschwörung
Nachprüfbare Ergebnisse	Nicht wiederholbare Ergebnisse
Ansprüche auf Gültigkeit begrenzt	Anspruch auf unbegrenzte Gültigkeit
Genaue Messungen	Ungefähre – ungenaue Messungen

Abbildung 12: Tabelle Wissenschaft und Pseudowissenschaft `https://www.answers-in-reason.com/science/logic-reason-and-pseudo-science`

H. Walach fasst Ludwik Flecks Position überspitzt zusammen:

‚Eine wissenschaftliche Tatsache ist die Übereinkunft, mit dem Denken aufzuhören.'

Und meint damit

Die wissenschaftliche Gewissheit ist die Übereinkunft, mit dem wohlformulierten, denkenden Zweifel aufzuhören [35]

Mit dem Denken und dem wohlformulierten Zweifel aufzuhören, ist eigentlich mit unserem Anspruch, vornehmlich rational zu denken, nicht vereinbar. Wie wissenschaftlich ist eine Wissenschaft, wenn sie das Denken einschränkt? Schafft sie noch neues Wissen, um die Natur immer besser zu beschreiben? Und nebenbei, abgesehen von der Wissenschaft: wie demokratisch ist eine Gesellschaft, in der 90 % der Bevölkerung einer Meinung sind?

Wissenschaftliche Erkenntnisse können unser Bewusstsein und unser Verhalten maßgeblich beeinflussen.

Auf die Wissenschaft bezogen ist auffallend, dass die heute anerkannten Wissenschaften und speziell die medizinischen Wissenschaften in altem, teilweise dreihundert Jahre altem Denken verhaftet ist (Zitat Engel.... und Dürr „Es gibt keine Materie, wie wir sie uns vorstellen.“) Das Dumme sei, dass wir mit unserem Denken noch im 19. Jahrhundert verhaftet seien. Die revolutionären Einsichten der Quantenphysik hätten das Alltagsbewusstsein noch gar nicht erreicht.[13]

Ein Umdenken hin zu einem *Systemischen Denken* als Grundlage einer *systemischen Biologie* und einer *systemischen Medizin* ist notwendig.

Auf diese Notwendigkeit habe ich in den bereits erschienenen Büchern hingewiesen („NetzwerkMensch – Information, Energie, Materie“ [66] und „Die NetzwerkMensch-Praxis – Die Entdeckung der erweiterten Sicht für Diagnose und Therapie“ [67]).

Grenzgang des Bewusstseins: Pilot und Autopilot

Wir haben bereits einige Erkenntnisse über unser Bewusstsein zusammentragen können und haben dabei **die Grenzen des Bewusstseins zwischen Pilot und Autopilot** ausgelotet. Eine Zusammenstellung zeigt uns deutlich auf, wie wichtig die Beschäftigung mit unserem Bewusstsein bei der **Wahrnehmung der Wirklichkeit** und speziell bei Fragen der Gesundheit ist:

So haben wir Stanislas Dehaene erwähnt, der in seinem Buch „Denken – Wie das Gehirn Bewusstsein schafft“ das Zusammenspiel von Bewusstsein und Unterbewusstsein beschreibt: Wie uns unbewusste Prozesse verborgen bleiben und wie wir beständig den Einfluss unseres Bewusstseins bei der Entscheidungsfindung überschätzen; „denn in Wahrheit ist unsere Fähigkeit zu bewusster Kontrolle begrenzt.“ Und an einer anderen Stelle: „Die Feststellung, welche Gegenstände relevant sind und verstärkt werden sollten, überlässt

[13] https://ethik-heute.org/hans-peter-duerr-ist-tot/

man besser automatischen Prozessen, die unter der Oberfläche und massiv parallel ablaufen. Wie nicht anders zu erwarten, stellt sich heraus, dass der Scheinwerfer unsere Aufmerksamkeit von ganzen Armeen unbewusster Arbeiter bedient wird, die stumm haufenweise Schutt durchsieben, ehe einer auf Gold stößt und uns seinen Fund mitteilt.“ [13, S. 19–20]

„Die höchste Form der Informationsverarbeitung in einem Lebewesen ist das **reflexive Bewusstsein (der Pilot).** Es ist nach dem gegenwärtigen Stand der Wissenschaften an die Existenz eines hinreichend komplex organisierten Gehirns gekoppelt. Das Gehirn seinerseits besitzt einen wesentlich höheren Energieumsatz als andere Organe. Daher ist es zweckmäßig, wirtschaftlicher und ökonomischer, wenn in einem Lebewesen der größte Teil der Informationsverarbeitung ohne den Einsatz seines **Bewusstseins** erfolgt, das heißt unbewusst durch den Autopiloten. Das **Bewusstsein** (der Pilot) wird dann eingesetzt, wenn zu erwarten ist, dass mit seiner Unterstützung energetischer Aufwand und Ertrag in ein günstigeres Verhältnis gebracht werden kann.“ (S. 38) [28, S. 353]

Wenn zum Beispiel beim Autofahren im „Autopilot“-Modus vor Ihnen ein Eichhörnchen über die Straße springt, Sie eine Ampel überfahren oder einen umgekippten Lastwagen im Straßengraben sehen, dann wird plötzlich zum Autopilot-Modus das **Bewusstsein** zugeschaltet. Wenn Sie ein neues Computerspiel lernen, ist Ihr Gehirn hellwach und aktiv. Es verbrennt Unmengen von Energie. Aber je besser Sie das Spiel beherrschen, desto weniger muss Ihr Gehirn tun. Es wird effizienter und benötigt weniger Energie im automatischen Modus. Wenn Sie das Gehirn eines Menschen beobachten und feststellen, dass es bei der Lösung einer Aufgabe kaum aktiv wird, dann bedeutet das nicht, dass dieser Mensch die Aufgabe nicht ernst nimmt, sondern eher, dass er in der Vergangenheit viel getan und die erforderlichen Programme in seine Schaltkreise integriert hat. Das **Bewusstsein** ist nur in der ersten Lernphase mit von der Partie, aber sobald das Spiel auf die Platine des Gehirns eingeätzt wurde, verabschiedet es sich. (S. 40)

Ähnlich argumentieren die Neurowissenschaftler Francis Crick und Cristof Koch. Der Pilot (Das Bewusstsein) sei dazu da, die „Zombie Systeme“ des Autopiloten zu kontrollieren. Wenn ein System von automatisierten (Unter-) Programmen eine gewisse Komplexität erreicht, was auf jeden Fall auf das menschliche Gehirn zutrifft, dann benötige es eine „übergeordnete Instanz". Diese „übergeordnete Instanz" lässt einzelne Teile miteinander kommunizieren, Ressourcen verteilen und die Kontrolle zuweisen. Dabei agiere unser Pilot, so die Wissenschaftler, so ähnlich wie ein „Vorstandsvorsitzender": „Unser Vorstandsvorsitzender Pilot ist intelligent genug, um uns aus einfachen Zwickmühlen heraus zu helfen, die eine Ratte vollkommen handlungsunfähig machen. Vielleicht ist dies die Art der Entscheidung, in der unser **Bewusstsein**, das nur einen kleinen Teil unserer Gehirnfunktionen ausmacht, wirklich glänzt." (S. 43) [19, S. 170]

Andererseits haben wir gesehen, dass wir nur einen Bruchteil der auf uns einströmenden Informationen überhaupt **bewusst** wahrnehmen. Der überwiegende Teil davon landet im **Unterbewusstsein**. Wird demnach die Mehrzahl unserer Handlungen vom Autopiloten aktiviert? Dies wurde in der Abb. 8 über den Flaschenhals des Bewusstseins dargestellt: Bezogen auf die Menge der verarbeiteten Information nimmt der Mensch durch Assoziation mit der eigenen Innenwelt nur seine absolut subjektive Realität wahr. (S. 63)

Der Pilot, unser Bewusstsein im engeren Sinn, hat nur sehr wenige Bits zur Verfügung und ist damit sehr begrenzt. Wir konnten zunächst den bewussten Piloten (das Bewusstsein im engeren Sinn) vom unbewussten Autopiloten mit Hilfe des Modells des „Autopiloten im NetzwerkMensch" unterscheiden.

Es gibt weitere Beispiele bisheriger Erkenntnisse über unser Bewusstsein, die wir im bisherigen Text zusammentragen und dabei **die Grenzen des Bewusstseins zwischen Pilot und Autopilot** ausgelotet haben. Dabei haben wir über die Gefahr der Entstehung einer ‚Biokratie' gesprochen.

Wir zitierten im Zusammenhang mit der ‚Pflicht zur Widernatürlichkeit' des Herrn Markl den Physiker H.P. Dürr: „..Selbstverständlich besitzen wir mit unserem **Bewusstsein** eine interessante und vielleicht liebenswerte Besonderheit. Ich fürchte aber, die Natur ist nicht eitel genug, um sich an den Menschen als einen Spiegel zu klammern, in dem allein sie ihre eigene Schönheit sehen kann. Sie wird den Menschen, der sich selbst als ‚Krone der Schöpfung' betrachtet, vielmehr einfach langfristig aus der Evolution entlassen. Die von Markl und anderen Wissenschaftlern geforderte ‚Natur unter Menschenhand' wird stets eine Illusion, wenn nicht gar eine gefährliche Anmaßung bleiben. Denn die Natur wird uns keine Sonderbehandlung gewähren. ..." (S. 34)

1.2 Bewusst Sein

Ähnliches gilt auch bei den Erkenntnissen über das Bewusstsein. „**Was ist Bewusstsein?**" oder „Wie wird der Begriff ‚Geist' definiert? Diese Fragen haben bisher trotz intensivem Nachgehens **von Hirn- und Bewusstseinsforschung** in den letzten zehn bis ca. 20 Jahren niemand und keine Disziplin bisher klären können. Um diesem Problem aus dem Weg zu gehen, werden gelegentlich die Themen dieses Abschnitts in „Black Boxes" verbannt; darauf werden wir im nächsten Abschnitt zurückkommen. Wir wollen uns der Frage des Bewusstseins trotzdem vorsichtig nähern. Deshalb haben wir uns zunächst mit Beobachtungen unserer Reflexe und Gewohnheiten aus dem Alltag beschäftigt. Wir begannen mit den Reflexen und Gewohnheiten des motorischen Autopiloten. Wir wollen uns aber sehr bewusst mit dem Thema Bewusstsein etwas näher befassen. Wir wenden uns dazu der Wahrnehmung der Wirklichkeit im Zusammenhang mit unserem Verständnis von Schmerzen und anderen Symbolen als Körpersignal zu.

Wie ist unser Verständnis von Schmerz als Körpersignal? Wie können wir die Information, die uns der Körper mit seinen Signalen gibt, besser verstehen?

Wahrnehmen der Wirklichkeit

Im meinem ersten Buch „NetzwerkMensch- Information, Energie, Materie" haben wir darüber gesprochen, was Ihr Körper Ihnen sagen will, wenn er per Rückenschmerzen, Magendrücken oder

Herzrasen mit Ihnen kommuniziert; oder was Sie selbst dazu beitragen können, um seine Signale klarer zu deuten. Ich stelle mir diese Fragen oft. Manchmal sogar mehrmals an einem Tag. Diese Fragen nach der Bedeutung und Interpretation der Symptome begegnen mir ständig im privaten wie im beruflichen Alltag. In meiner Praxis tauchen sie vor allem im Austausch mit den Patienten auf, bei der Diagnose und der Therapie. Dabei zeigen sie sich mir oftmals in ganz unterschiedlichem Gewand. Mal als Knieschmerz, mal als Migräne, ein andermal als Hautirritation, Depression oder Krebs. Ja, auch Krebs kann als Signal verstanden werden, das wir wie eine Vielzahl anderer Signale bisher jedoch noch nicht verstehen – z.B. als Fehlsteuerung des Lebens nach F. Vester[60]. In dem Maße, wie wir Schmerz und Körpersignale verstehen lernen, so der Systemdenker Don Edward Beck, beginnen wir auch routinemäßig, Körpervorgänge anders zu kontrollieren, ob es sich nun um unseren Blutdruck oder unsere Geisteshaltung und unser Bewusstsein handelt.

Beispielsweise erleben wir Phänomene der Selbstheilung, wenn wir uns mit dem Messer in den Finger schneiden und die Haut an dieser Stelle wieder zusammenwächst. Auch von Knochenbrüchen kennen wir dieses Phänomen. Kein Arzt „näht" den Knochen wieder zusammen. Das schafft der Knochen, der Körper ganz von alleine. Der Arzt kann dem Knochen lediglich dabei helfen, indem er die Bruchstelle so einrichtet, dass der Knochen die richtige Position einnimmt. Das Zusammenwachsen der Haut, des Knochens, das Wachsen der Haare und Nägel, komplette Heilungsprozesse beobachten wir im Alltag. Der Körper hat eine selbstorganisierende, selbstregulierende Kraft, die selbsttätig zur Integration und Heilung führt und die Ganzheit wieder herstellt. Diese Kraft und deren Signale zu verstehen ist die vordringliche Aufgabe von Patienten und Therapeuten. Je besser, je bewusster wir diese Signale erfassen, umso besser können bereits kleine Impulse an der „richtigen" Stelle dem System wieder auf die Sprünge helfen. Es sind meist nur kleine Hilfen von Außen, die das große Zahnradwerk der Lebewesen braucht, wenn es ins Stocken geraten ist. Voraussetzung dafür ist eine systemische Herangehensweise. Manchmal schauen mich Patienten ein wenig verwundert an, wenn ich sie darauf hinweise, dass sie selbst den Schlüssel zur Heilung in ihren Händen halten.

Jeder Mensch ist der ausgewiesene ‚Experte seines Körpers'.

Im Lauf seiner Lebensjahre hat jeder Mensch täglich die Gelegenheit den Signalen seines Körpers ‚zuzuhören'.

Die meisten Menschen betrachten wie ich den Körper als lebendiges, vernetztes System, das imstande ist, sich selbst zu heilen, auch wenn es dafür gelegentlich zusätzlicher entsprechender Impulse von Außen bedarf.

Der Körper hat eine selbstorganisierende, selbstregulierende Kraft, die selbsttätig zur Integration und Heilung führt und die Ganzheit wieder herstellt.

Von den im Buch „NetzwerkMensch" aufgelisteten Grundlagen für ein **systemisches Denken** (Kybernetik, Netzwerkwissenschaften, mitochondrale Medizin, moderne Physik und moderne Mathematik), stellt die **moderne Mathematik mit ihrer System- und Chaostheorie sowie die fraktale Geometrie** ein besonders solides Fundament dar: Diese moderne Mathematik wird auch **die Mathematik oder die *Theorie der Komplexität oder die Mathematik der Beziehungen und Muster*** genannt. Sie führt von Objekten zu Beziehungen, vom Messen zum Zuordnen, von Quantität zur Qualität. Die Beschreibung der modernen Mathematik ähnelt damit sehr der Beschreibung der *Physik der Beziehungen* - der Quantenphysik mit der Elektrodynamik.

Die Grundlagen der modernen Mathematik, der Chaos Theorie, der nichtlinearen Dynamik, wurden circa 1900 von einem der größten Mathematiker der Moderne gelegt, Henri Poincare (1854 bis 1912). Die mathematischen Techniken, die während der letzten 50 Jahre die Forscher in die Lage versetzt haben, ordnende Muster in chaotischen Systemen zu entdecken, basieren auf dem Vorgehen von Poincare und sind sehr eng mit der Entwicklung der modernen Hochleistungs-Computer verbunden. Mithilfe heutiger Hochleistungsrechner können Wissenschaftler nichtlineare Gleichungen mit Techniken lösen, die vorher nicht zur Verfügung standen. Die in der Natur vorhandenen Datenmengen sind unvorstellbar groß , sodass wir sie nur mit Hilfe dieser Computer berechnen können. Die

Ergebnisse werden in Bildern von Graphen mithilfe von Plottern dargestellt. [11]

Einfache mathematische Gleichungen können wir, wie folgendes Beispiel der Abb. 13 zeigt, rechnerisch nach Formeln berechnen und das Ergebnis als Zahl oder als Bild einer Grafik darstellen.

Rechenvorschrift: (x –> 4 mal x^2)

Aus der Rechenvorschrift kannst du eine Tabelle erstellen:

Seitenlänge in m	1	2	3	4
Volumen in m^3	4	16	36	64

Aus der Rechenvorschrift kannst du einen Grafen erstellen:

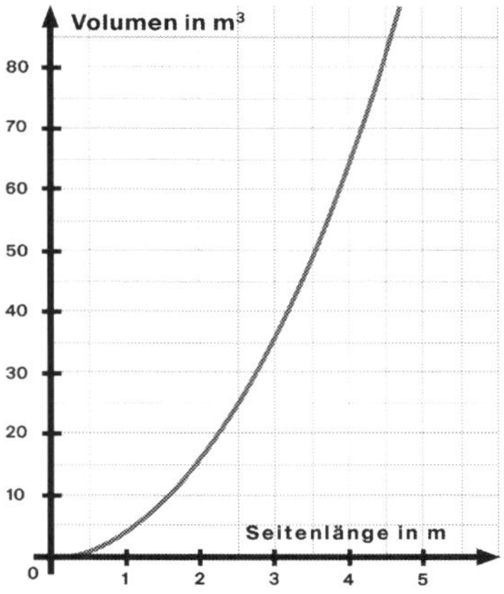

Abbildung 13: Zuordnungen und -graphen

Bei komplexen mathematischen Aufgaben wie der mathematischen Beschreibung von Prozessen in der Natur übersteigt die Datenmenge die Kapazität des menschlichen Gehirns. Diese Datenmengen sind für uns nicht mehr fassbar, be-greif-bar. Ein Hochleistungsrechner ist fähig, diese Datenmengen zu verarbeiten und Ergebnisse zu liefern; die komplexen Ergebnisse werden dann in Bildern – Grafiken anschaulich gemacht.

siehe **Abb**. 14: Lorenz-Attraktor

Aus der für Menschen zu komplexen Rechenvorschrift kann ein moderner Hochleistungscomputer ein Bild erstellen:

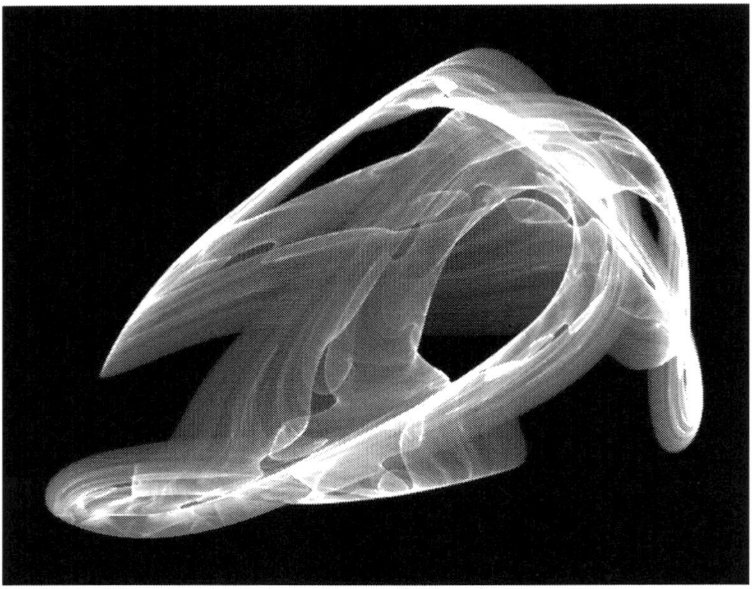

Schwingung eines komplexen Systems wie zum Beispiel die Selbstregulation und Selbstorganisation eines Lebewesens streben zur Integration

Abbildung 14: Lorenz-Attraktor als Beispiel für die Darstellung von Selbstregulation, Selbstorganisation und Integration

Dadurch wird **die unbeschreibliche Komplexität der Natur** durch **moderne Mathematik der Chaostheorie** zum Teil beschreibbar.

Weitere Informationen zu den Gesichtspunkten der modernen Mathematik finden Sie in [11] „The System View of Life - A Unifying Vision" von Fritjof Capra/P.L. Luisi

Die Integration des Körpers als System von Attraktoren[14] ist ein anderes Beispiel der Anwendung moderner Mathematik: Selbstregulation und Selbstorganisation streben alleine und automatisch zur Integration des Körpers

So kann es sich durchaus lohnen, bei Beschwerden ein klein wenig abzuwarten und den Verlauf zu beobachten. Es ist oft nicht sofort notwendig einen Therapeuten aufzusuchen. Mein Sitznachbar während eines Fluges, dem ich verriet, dass ich Arzt sei, teilte mir folgendes mit: Bei Beschwerden lege er sich für drei Tage ins Bett und würde dann auch nicht essen; diese Beobachtung habe er bei seinen Tieren gemacht und er habe selbst damit gute Erfahrungen gemacht. Er brauche keinen Arzt.

Eine der einfachsten Regeln in der Natur ist der Ausgleich zwischen zwei gegensätzlichen (antagonistischen) Partnern. Sehr geläufig ist das Yin und Yang aus der chinesischen Medizin. Weitergehende *Dualismen* finden sich im Körper: die Gegenspieler der Muskeln als Muskelantagonisten, Nerven des VNS wie Sympathikus und Parasympathikus, aber auch biochemische Substanzen wie Insulin und Zucker, Tag und Nacht, oder auch so einfache Dinge wie vorne-hinten/oben-unten/rechts-links, die auch in der Akupunktur der TCM Anwendung finden. Diese Gegensätze sind durch Regulation miteinander verbunden und bilden dadurch eine Ganzheit: die Gegenspieler der Muskeln sind als Muskelantagonisten miteinander verbunden, sie kommunizieren miteinander; biochemische Substanzen wie Insulin und Zucker agieren wechselseitig zusammen; der Tag-Nacht-Rhythmus ist gut zu beobachten, in der Akupunktur der TCM werden in Regelkreisen sehr unterschiedliche Stoffe, Organe und Körperteile in einer Systematik miteinander verbunden.

Die **Chaostheorie der modernen Mathematik** ist eine Möglichkeit diese Prozesse wissenschaftlich zu beschreiben: Die Integration des Körpers ist wie oben beschrieben als der Attraktor eines „Systems der Selbstheilung" darstellbar, zu dem seine Selbstregulation und

[14] Ein Attraktor ist ein Endzustand eines dynamischen Systems beim Ablaufen eines evolutionären Prozesses – z. B. der Endpunkt bei der Bewegung eines Pendels oder auch `https://de.wikipedia.org/wiki/Attraktor`

seine Selbstorganisation streben. Die Selbstheilungstendenzen im Körper können wir aber auch unter anderem durch die Quantenphysik besser verstehen.

Mit der Quantenphysik und speziell mit der Quantenelektrodynamik sind die unserem Körper innewohnenden Fähigkeiten genauer beschreibbar.

Den Granden der modernen Physik verdanken wir, dass diese inneren Hilfen wissenschaftlich erfassbar und darstellbar sind – von Maxwell (allgemeine Lehre des Elektromagnetismus), Einstein (Relativitätstheorie) und Heisenberg, Bohr, Bohm (Quantenmechanik) über Feynman, Wheeler (Quantenelektrodynamik) und Fröhlich [25], Smith (Elektromagnetismus in Lebewesen) [56] bis hin zu Davies, Puthoff, Haisch (Vakuum-Nullpunktfeld). Auf die quantenphysikalischen Aspekte von Heilung bin ich im Artikel „Narbenstörung" auf meiner Webseite NetzwerkMensch näher eingegangen.[15]

Von der Wahrnehmung der Wirklichkeit zu einem Bewusstsein

Doch was nützen diese Erkenntnisse, wenn sie in Situationen von Schmerzen oder Ängsten nicht angewandt werden können? Wenn Gefühle und die Wahrnehmung von Handlungsunfähigkeit uns durch die automatischen Funktionen des Schaltkreises des hinteren Vagus lähmen? Wenn gar die Kommunikation in der Tiefe unseres Bewusstseins so gestört ist, dass wir die Kommunikation mit uns und unserer Umwelt abschalten – wie können wir in solchen Situationen unsere eigenen Signale wahrnehmen? Es liegt an jedem Menschen selbst, die gewonnenen Erkenntnisse auch in seinen Alltag mitzunehmen und *bewusst* einzusetzen.

[15] `https://netzwerkmensch.net/wp-content/uploads/2018/11/Narbenst%C3%B6rungen.pdf`

Denn Heilung beginnt nicht erst beim Arzt. Heilung beginnt in jeder einzelnen Zelle, im ganzen Körper und im eigenen Bewusstsein.

Wir widmen uns in diesem Abschnitt deshalb den Theorien von bewussten und unbewussten Zuständen, um beispielsweise zu verstehen, wie wir uns über unseren eigenen körperlichen Zustand und unsere Absichten und Wünsche täuschen können. Wir wollen dem Bewusstsein auf den Grund gehen, weil es ein unabdingbarer Teil von Gesundheit, und damit auch von Krankheit und Heilung ist. In unserem Bewusstsein finden letztlich nicht nur die Prozesse statt, die uns in die Lage versetzen, uns als Ganzheit wahrzunehmen. Hier finden auch Prozesse statt, die über (Er-)Kenntnisse von unserem Körper als Ganzheit uns in die Lage versetzen, eine Heilung von unserem Innersten heraus aktiv durchzuführen.

Auch im wissenschaftlichen Bereich beschäftigen sich verschiedene Erkenntnistheorien mit dem Bewusstsein. Der Begriff „Bewusstsein" hängt mit „Wissen", „Ideen" und „Denken" zusammen. Es geht dabei auch um die Art und Weise, wie wir das Wissen und unser Denken strukturieren und wie wir zu einer wissenschaftlichen Erkenntnis kommen (siehe L. Fleck S. 64)! Unser Bewusstsein hängt aber auch mit den Prozessen der Wahrnehmung, des Erkennens, des Benennens, der Sprache und der Kommunikation zusammen. Hier ist der Begriff der **Komplementarität**, der von der Quantenphysik in die exakte Wissenschaft eingeführt wurde, wichtig. Wie in Abbildung 15 dargestellt, können verschiedene Perspektiven von Gegenständen (Berge, Röhren,...) im Alltag durch die Komplementarität in einer Einheit-Ganzheit integriert werden: Ein Berg ist offensichtlich aus der nördlichen Perspektive so steil, dass das Hinaufkommen eher unmöglich erscheint; aus der südlichen Perspektive habe ich den Eindruck, mit einem leichten Spaziergang den Gipfel erreichen zu können. Beide Perspektiven gehören zu der Ganzheit des Berges, zu einem und demselben Berg. Eine Röhre erscheint aus der Sicht eines Betrachters als Rechteck und aus einer anderen Sicht wie ein Kreis: Rechteck und Kreisform sind unterschiedliche Aspekte der einen Gestalt der Röhre.

Drei Bilder als Metapher für Komplementarität (A)

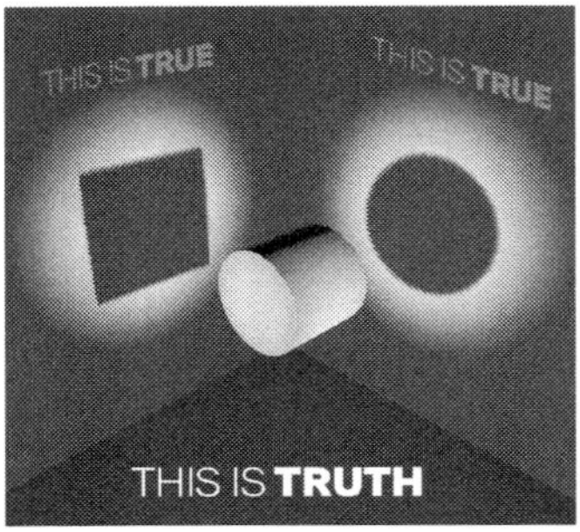

Ein und diesselbe Röhre sieht in einer Projektion wie ein Rechteck und in der anderen wie ein Kreis aus. Mindestens beide Projektionen gehören zur vollständigen Beschreibung der Röhre.

Komplementarität (B)

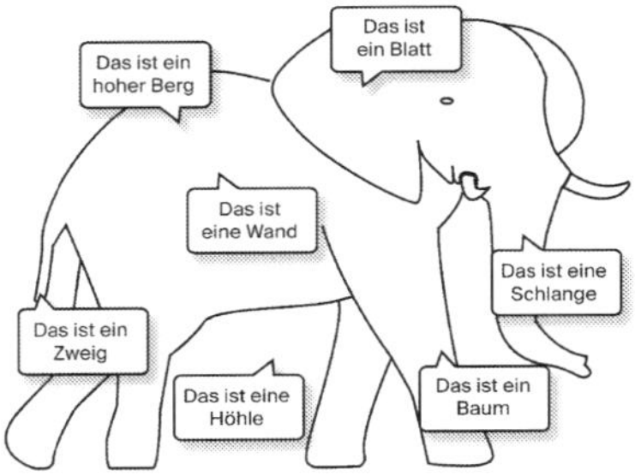

Sieben Weise / Spezialisten untersuchen einen Elefanten
Sieben Wahrnehmingen eines Tieres.

Komplementarität (C)

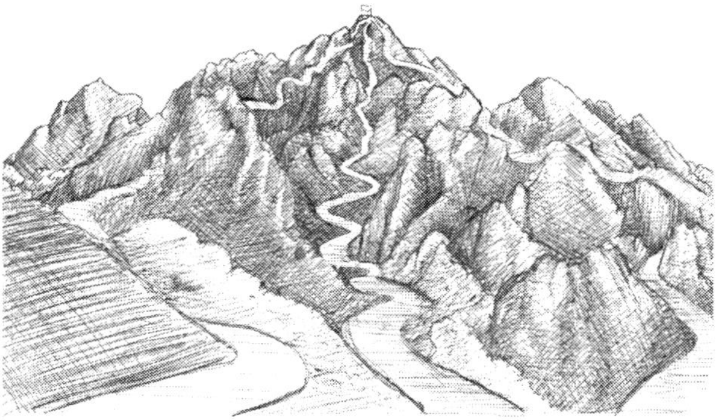

Unterschiedliche Wege mit unterschiedlichen Perspektiven von dem Berg und auf die umgebene Landschaft führen zum Gipfel des einen Berges. Um den Berg vollständig zu beschreiben sind die Darstellungen aller nur möglichen Wege zur Bergspitze gemeinsam zu berücksichtigen.

Abbildung 15: Röhre (A), Berg (B), „Elefant und die 7 Weisen" (C) – sieben Experten untersuchen einen Elefanten

„Eine wirkliche Bereicherung unseres Denkens ist [...] die Idee der **Komplementarität**. Die Tatsache, dass es in einer exakten Wissenschaft wie der Physik Fälle gibt, die einander sowohl ausschließen als auch ergänzen und nicht durch die gleichen Begriffe beschrieben werden können, sondern zweierlei Ausdrucksweisen erfordern, muss einen Einfluss – und ich denke, einen willkommenen Einfluss – auf andere Gebiete des menschlichen Handelns und Denkens haben."

Sowohl dem Patienten als auch dem Therapeuten bietet sich mit Hilfe des Bewusstseins die Möglichkeit, verschiedene grundlegende Begriffe aus dem vorherigen Buch wie zum Beispiel vom Schichtenmodell, der Komplementarität [66, S. 21] etc. zu integrieren und miteinander zu verbinden: durch vernetztes Denken miteinander als eine Ganzheit in einem ganzheitlichen Netzwerk kybernetisch einzubinden.

Durch das Verbinden des einzelnen Menschen mit den wissenschaftlich grundlegenden Erkenntnissen[16] und mit seinen inneren intuitiven Hilfen ergibt sich ein Überschreiten unserer bisherigen Grenzen – eine Transzendenz – ein individuelles Verbunden-Sein. Damit verbinden wir uns mit der Natur und können ***ein ‚Mitnatürliches' Bewusstsein*** fördern. Dieses steht im Gegensatz zu einem ‚widernatürlichen' Bewusstsein. So können wir zum Beispiel mit Hilfe der Komplementarität erkennen, dass das Betrachten von Beschwerden durch die „Diagnose-Brille" lediglich eine von mehreren Möglichkeiten ist.

Schauen wir uns dazu an, wie die Begriffe „bewusst" und „Bewusstsein" im Alltag Anwendung finden: Ist mir etwas *bewusst*? Habe ich *unbewusst* gehandelt? Das war mir gar nicht *bewusst*. Ich habe etwas bis zur *Bewusstlosigkeit* getan. Auch in der allgemeinen und in der wissenschaftlichen Literatur ist oft vom Bewusstsein die Rede. Bei vielen Autoren spielt der Begriff „Bewusstsein" eine

[16] Erkenntnistheorie oder Epistemologie (griechisch épisteme = Wissen, Erkenntnis und logos Wissenschaft) ist der Zweig der Philosophie, der sich mit der Frage beschäftigt, wie Wissen, Erkenntnis und Wahrheit prinzipiell zu erlangen und zu nutzen sind und welche natürlichen Grenzen der Erkenntnis gesetzt sind. Mitunter wird unter Epistemologie im umfassenden Sinne auch Wissenschaftstheorie verstanden. `http://www.uni-protokolle.de/Lexikon/Erkenntnistheorie.html`

Rolle, so wie zum Beispiel bei den Wissenschaftsjournalisten James Gleick und Marco Bischof, dem Quantenphysiker David Bohm, und dem Musikjournalisten Joachim E. Behrendt, die Sie bereits im vorherigen Buch kennengelernt haben sowie in den Büchern von Thomas Metzinger. [46, S. 88] James Gleick definiert zum Beispiel Geschichte als „Erzählung der Information", die sich „ihrer selbst bewusst wird". [27, S. 15] Man könnte auch den Begriff der „reflektierten Informationen" benutzen; Joachim E. Behrendt weist im Zusammenhang mit Quanten und Klängen darauf hin, dass jeder grundlegenden Veränderung in der Welt Veränderungen im Bewusstsein des einzelnen Menschen vorausgingen. [6, S. 174]

Die Wissenschaft des Bewusstseins?

Bei der Betrachtung des Bewusstseins aus wissenschaftlicher Sicht sind die Erkenntnisse der Quantenphysik unverzichtbar. Nähern wir uns dem Begriff des Bewusstseins von wissenschaftlicher Sicht, so begegnen uns Begriffe wie Wahrnehmung, Denken, Fühlen, Handeln, Geist. Gerade bei der Beschäftigung mit wissenschaftlichen oder politischen Prozessen spielt das Bewusstsein eine wichtige Rolle. Wir erwähnten bereits das mitnatürliche Bewusstsein.

Um nicht in eine Schleife ohne Ende zu geraten, hilft uns die Konzentration auf einen Punkt aus der vorgenannten Endlosschleife von Wahrnehmung, Denken, Fühlen, Handeln, Geist: die Auseinandersetzung mit der Wahrnehmung der Wirklichkeit aus der Perspektive der Information sowie deren Verarbeitung. Die Informationsverarbeitung in komplexen technischen und biologischen Systemen beruht im Wesentlichen auf Interferenzen und auf dem Phänomen der Holographie als Grundlagen der Quanten-Information.[17]

„In den letzten Jahren sind die eigenartigen ganzheitlichen Eigenschaften der Wirklichkeit, die man theoretisch noch nicht vollständig versteht, in unzähligen Experimenten mit Teilchen bestätigt

[17] siehe Artikel „Die Wissenschaft der Feinstofflichkeit" auf der Webseite `https://netzwerkmensch.net`

worden, die räumlich getrennt sind, nicht miteinander wechselwirken und trotzdem auf rätselhafte Art miteinander verbunden sind.“ [8, S. 7] Aus der mit klassisch physikalischen Phänomenen nicht erklärbaren Verbundenheit unterschiedlicher Teilchen könnte geschlossen werden, dass es neben der uns vertrauten Ebene der dinglichen Alltagsrealität noch eine weitere Ebene der Wirklichkeit gibt. Diese Verbundenheit lässt sich mit klassisch-physikalischen Phänomenen nicht erklären. Daraus kann geschlossen werden, dass es neben der uns vertrauten Ebene der dinglichen Alltagsrealität eine weitere Ebene der Wirklichkeit gibt. Eine Ebene, die aus räumlich getrennten Gegenständen oder Objekten, aus Fragmenten besteht, in der alles mit allem anderen - nicht beliebig, sondern exakt mathematisch – verwoben und verbunden ist. Diese weitere Ebene der Wirklichkeit stellt eine „unteilbare Ganzheit“ und damit einen fundamentaleren Aspekt dar.[8] Die Ergebnisse der unzähligen Teilchen-Experimente hat David Bohm in seinem Eisberg-Modell zusammengefasst. Für eine Art Definition der Realität, der Wirklichkeit, hilft das Eisbergmodell von David Bohm. Er beschrieb mit diesem Modell die Basis des Wirklichkeitserlebens aus quantenphysikalischer Sicht.

Der Blick auf das Eisbergmodell erhellt den Blick auf die Realität um einen von vielen Teilausschnitten und ermöglicht uns eine erweiterte Perspektive.

- Die erste Ebene, die Bohm die „explizite Ordnung“ nennt, ist die Objektwelt, die wir mit den Sinnen wahrnehmen und mit den Instrumenten der klassischen Physik messen.

- Die zweite Ebene, von Bohm „implizite Ordnung“ – eine eingefaltete Ordnung – genannt, ist eine Dimension außerhalb von Raum und Zeit, in der alles in „eingefalteter“, potentieller, noch nicht entfalteter Form existiert.

Denken Sie an den ersten Satz in diesem Buches – wie wir uns trotz der enormen Komplexität unserer Körper wahrnehmen: „Jeder gesunde Mensch nimmt sich als Ganzheit wahr – er läuft, fühlt, spricht, handelt und erlebt dabei seinen Körper und Geist als Ganzheit.“

Die „explizite Ordnung“ (von lateinisch explicare, entfalten, also eine entfaltete Ordnung) ist die Objektwelt.

Die zweite Ebene nennt Bohm „implizite Ordnung“ – eine eingefaltete Ordnung. Sie ist eine Dimension, in der alles in „eingefalteter“, potentieller, noch nicht entfalteter Form existiert: „Es ist eine Dimension reiner Schwingung, eine Welt der Möglichkeiten, aus der die Tatsächlichkeiten der expliziten Ordnung durch „Entfaltung“ entstehen. Sie hat holographische Eigenschaften, d. h. jeder Punkt in ihr enthält das Ganze, und was in der expliziten Ordnung ein lokalisiertes Objekt ist, ist hier über das Ganze verteilt.

Die implizite Ordnung bildet somit eine unserer erlebten Wirklichkeit zugrunde liegende tiefere Dimension der Realität, die überall vorhanden ist und eine fundamentale Ebene der Verbundenheit aller Dinge darstellt, aus der die Objekte und Körper hervorgehen wie Wellen aus einem Ozean, und in der sie auch verwurzelt bleiben.“ Alle Objekte, also auch der materielle und individuelle Aspekt des Menschen, sind wie Eisberge, die über der Wasserlinie in der Objektwelt getrennt zu sein scheinen, darunter in der impliziten Ordnung aber eine Einheit bilden. [8, Nr. 8: S. 16–21, Nr. 9: S. 20–25]

(Aus Wirklichkeit und Leben entsteht Wirklichkeitserleben: Wirklichkeit leben/Wirklichkeit-s-Leben/Wirklichkeit erleben/Wirklichkeit-s-erleben/Wirklich-keitserleben)

Der Urgrund der Wirklichkeit und die Ganzheit von Subjekt/Objekt

David Bohms implizite Ordnung, dieser Urgrund der **Wirklichkeit**, ist aus quantenphysikalischer Sicht nicht nur der Ursprung der Materie. Das Bewusstsein gehe aus dieser implizierten Ordnung – dem Meer aller Möglichkeiten – hervor. So dass die „implizite Stufe eine Ebene der Realität darstellt, auf der das **Subjekt** des Wahrnehmenden und das **Objekt** des Wahr-genommenen noch eins ist.“ [8] [18]

Wieso bemerken wir aber so wenig von dem Zusammenspiel der implizierten und der explizierten Ordnung ober von der Vielfalt von automatischen Programmen des Autopiloten in uns und deren ständigen Aktivitäten im Alltag? Eine Erklärung gibt uns Thomas Metzinger in seinem Buch „Der Egotunnel“: Unter vielen führenden Bewusstseinsforschern herrsche Konsens darüber, dass mindestens eine der zentralen Funktionen des ... Erlebens darin besteht, „Informationen für einen Organismus global verfügbar zu machen.“ [46, S. 88] – mit Hilfe des Autopiloten. Bernard Baars' Metapher vom globalen Arbeitsspeicher besitze auch einen funktionalen Aspekt: einfacher gesagt, behaupte diese Theorie, dass „bewusste Information (des Piloten) genau die Teilmenge im Gehirn aktiver Informationen ist, die eine ständige Überwachung erfordert, weil nicht klar ist, welche unserer geistigen Fähigkeiten wir als nächstes benötigen werden, um auf diese Informationen zuzugreifen.“ Th. Metzinger vergleicht das menschliche Gehirn mit einem Flugsimulator und hält diese Metapher für die beste Hypothese, die das System über seinen eigenen gegenwärtigen Zustand besitzt – präsentiert in einem neuen hochgradig integrierten Datenformat.“

Die Abläufe des Piloten können wir mit klassischen Verfahren noch halbwegs nachverfolgen. Sowohl der Wechsel zwischen implizierter und explizierter Ordnung als auch der Wechsel zwischen bewusstem Pilot und unbewusstem, automatischen Autopilot, entsprechen dem Wechsel zwischen klassischer Physik und Quantenphysik. Zur Gratwanderung zwischen klassischer Physik und Quantenphysik schreibt Görnitz: Der Bereich der großen Moleküle wie zum Beispiel von Proteinen, Nukleinsäuren und den großen Zuckermolekülen der Grundsubstanz des Extrazellularraums (der ExtraZellulärMatrix) sei ein besonders aufregender Bereich der Physik. Alle Reaktionen zwischen Molekülen seien ohne Ausnahme der Quantenphysik zuzuordnen. Andererseits treten bei diesen großen Objekten zunehmend Eigenschaften auf, die im Rahmen der Quantentheorie als klassisch verstanden werden können. Der Erfolg zeigt, dass dieses Modell der wechselnden Anwendung der beiden Methoden eine recht gute Annäherung an die Wirklichkeit darstellt. „Dass Quantensysteme nicht nur Quanteneigenschaften, sondern darüber hinaus sogar auch klassische Eigenschaften besitzen können, ermöglicht eine Schichtenstruktur von quantischem und klassischem Verhalten. Durch eine solche Schichtenstruktur werden Voraussetzungen erfüllt, die aus physikalischen Gründen für eine Informationsspeicherung notwendig sind." Denn aus naturwissenschaftlicher Sicht ist Information primär quantenhaft. „Wenn In-formation jedoch dauerhaft gespeichert werden soll und damit jederzeit abgerufen werden kann und duplizierbar ist, so muss sie deswegen notwendig klassisch sein." [28, S. 48] [19]

In seinem Buch „Inkognito" geht David Eagleman, der Ihnen in NM im Zusammenhang mit automatisierten Bewegungsabläufen beim Ballsport schon begegnet ist, diesen Fragen tiefer auf den Grund: „Wenn unser Gehirn nur aus solchen Schaltkreisen bestehen würde, würden wir uns dann überhaupt bewusst und lebendig fühlen? Warum fühlt sich das Leben nicht einfach nach nichts an – wie das eines Zombies?"[20] Und weiter fragt Eagleman: „Warum haben wir überhaupt so etwas wie ein Bewusstsein? Warum sind wir nicht einfach nur ein riesiges Bündel von automatisierten Problemlösungsstrategien?" [19, S. 165]

In seinem Buch „Die Selbstorganisation des Universums" verweist Erich Jantsch dazu auf die Rolle des Neokortex – der Hirnrinde: „Der Neokortex spielt vor allem bei höheren Säugetieren eine Rolle und dominiert bei den Primaten und bei Menschen. Er wird von MacLean mit einem ungeheuren **neuronalen Bildschirm** verglichen, auf dem sich die Symbole der Sprache und der Logik (einschließlich der Mathematik) abbilden. Mit der Fähigkeit zur **Abstraktion** wird die Loslösung von der Realität der Außenwelt möglich. Andererseits empfängt der Neokortex vor allem Sinneseindrücke aus der Außenwelt. ... Die Abstraktion – wir können auch sagen, die Idee oder Vision – legt sich über die bestehende Realität und bringt den schöpferischen Prozess der Umgestaltung

[19] Hinweis auf Folgende Stellen in „NetzwerkMensch": S. 190/191; S. 198/199 und weiter bis S.202 Vielheiten des Unbewussten Autopiloten / Unterprogramme des Autopiloten ab S. 202 + Regierung und Demokratie im Kopf / S.203 Das Bewusstsein und die Zombie-Systeme des Autopiloten/ demokratische Architektur bis S. 205

[20] Das Zombie-Gedankenspiel ist eines der bekanntesten aus der Philosophie des Geistes und der Frage nach künstlicher Intelligenz.

der Außenwelt in Gang. Damit sind wir bei jener Funktion angelangt, die im technischen Zeitalter dominiert. Der Neokortex ist jener Ort, an dem die Information im Sinne eines selbstreflexiven Geistes organisiert wird." [40, S. 235] Diese Funktion des Neokortex können wir auch **Denken** nennen. Darüber hinaus gibt es Menschen, die ihr Bewusstsein gerne erweitern möchten: die einen mit Hilfe der Meditation, andere mit Hilfe von Drogen. Von „Bewusstseinszuständen" ist da häufig die Rede.

Generell können wir sagen, dass wir den Begriff Bewusstsein einerseits ganz allgemein in unserer Alltagssprache gebrauchen und andererseits sich verschiedene wissenschaftliche Disziplinen mit Fragestellungen und Problemen auseinandersetzen, die mit dem Begriff Bewusstsein verbunden sind. In diesem Zusammenhang begegnen uns Begriffe wie 'Erleben', Wahrnehmung, bewusste und unbewusste Zustände, Abstraktion, Denken, Intuition, Intelligenz, Geist, Seele, Gewissen aus Politik, Wirtschaft und in den Natur- und Geisteswissenschaften.

Bewusstsein in der Naturwissenschaft – evolutionäre Kybernetik und integrative Medizin

In den Naturwissenschaften kommt Bewusstsein in vielen Zusammenhängen vor: in der Medizin, in den Neurowissenschaften, in der Psychologie, in der Kognitionswissenschaft, bei Experimenten zum Bewusstsein, sowie beim Unterscheiden zwischen bewussten und unbewussten Gehirnaktivitäten. Der Physiker Görnitz wagt es, in dem Buch „Von der Quantenphysik zum Bewusstsein" den Begriff Bewusstsein in die Quantenphysik einzubetten. Die Quantenphysik, und mit ihr die Quantenphilosophie, biete als die holistisch-ganzheitliche Physik mit Komplementarität, Nichtlokalität und anderen Erkenntnissen ein ideales Modell für ganzheitliche Phänomene wie Wahrnehmung und Bewusstsein. Dabei definiert er Bewusstsein als eine Informationsstruktur, die Information zur Kenntnis nehmen, erleben und ihr damit Bedeutung geben kann. [29, S. 174]

Wie bereits zuvor beschrieben und in NM S. 79 erwähnt, plädieren die modernen Physiker der neuen Quantenphysik dafür, beide

Physikbereiche zur Beschreibung der lebendigen Wirklichkeit heranzuziehen: klassische Physik und Quantenphysik im Wechsel; entsprechend der expliziten und der impliziten Wirklichkeitswahrnehmung von D. Bohm. Wahrend die klassische Physik additiv monokausal vorgeht, arbeitet die Quantenphysik multiplikativ vernetzt, wobei sie den Beziehungen der Teilchen untereinander Rechnung trägt.

„Das ist die eigentliche **Botschaft der neuen Physik**: Der Kosmos sind wir. Und es ist seltsam verwirrend, dass diese Botschaft schon länger als ein halbes Jahrhundert ertönt und gleichwohl immer nur von den Fach-Physikern vernommen wird." Die anderen würden sie wie ein Exotikum betrachten. Wie eine Kunde von fernen Sternen. Dabei müsste sie doch unser ganzes modernes Wissenschaftsdenken längst völlig revolutioniert haben. Erst dann wäre dieses Wissenschaftsdenken wirklich wieder modern. Solange es die Botschaft der neuen Physik nicht verstanden hat, ist es antiquiert. „Ein vormodernes Denken. Ein Denken des 19. Jahrhunderts. Zum Beispiel die Schulmedizin: Ohne die Berücksichtigung der Unschärferelation wird sie selbst: „Unschärfe-Medizin"! [6, S. 174]

Dabei liegen die quantenphysikalischen Vorgänge im lebendigen Organismus klar auf der Hand. Nehmen Sie allein das Mitochondrom. Als Schauplatz zentraler Stoffwechselreaktionen, als übergeordnete kybernetische Schnittstelle, als „Super-Drehkreuz" der Zellen par excellence hat es uns einen ersten Eindruck davon gegeben, wie tief die verschiedenen Organismus-Schichten miteinander verwoben sind. Als Transformator von Materie, Energie und Information wirkt das Mitochondrom in der strukturell-körperlichen, in der biochemischen und in der elektromagnetischen Schicht mit der gesamten Feinstofflichkeit, die auf die feinstoffliche Energie und Information des körpereigenen EMF aufbaut. Das Ineinandergreifen und die gegenseitige Einflussnahme der einzelnen Abläufe der unterschiedlichen Schichten vollziehen sich dabei in oft unvorstellbarer Geschwindigkeit – mit Lichtgeschwindigkeit. Dabei geschieht etwas, das Auswirkungen auf sämtliche Lebensprozesse hat: die Übertragung von Energie und Information. Genau das bringt uns bei der Beantwortung unserer Ausgangsfrage weiter. Denn so viel ist bereits jetzt klar geworden: Ohne den energetischen Prozess der Übertragung von Information würden organische Systeme nicht lebensfähig sein. Leben ist (auch) Information – oder informierte Energie. Die Übertragung von Information ist somit eine notwendige Bedingung für Leben, - und letztlich auch für eine Entwicklung des Bewusstseins im Rahmen einer **evolutionären Kybernetik**.

> Aus der Kombination von östlichem und westlichem Denken können wir ... im Zeitalter der Globalisierung eine Weiterentwicklung der Medizin erreichen. Westliches Denken bevorzugt eine lineare Kausal-Logik entsprechend einer Linie, beziehungsweise einem Pfeil. Das östliche Denken folgt eher einer nichtlinearen Logik der kybernetischen Vernetzung, in Form einer Kreisbewegung. Die Synthese aus östlicher kreisförmiger und westlicher linearer Bewegung ergibt eine Helix mit Schraubenwindung: eine evolutionäre Kybernetik, die für ein modernes kybernetisches Denken steht. [58, S. 51–52]

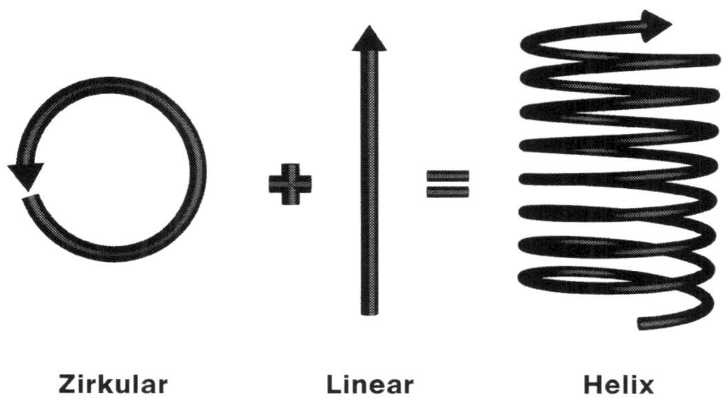

Abbildung 16: Die HELIX der evolutionären Kybernetik

Görnitz schreibt, dass das Phänomen des Bewusstseins nur unter Rückgriff auf die Verständnishilfen der Quantentheorie zu verstehen sei. Bewusstsein trage einen unmittelbaren Erlebnischarakter, sei somit Ausdruck von Selbsterleben und an ein Lebewesen gebunden. Er beschreibt das Bewusstsein als ein System von Quanteninformation. Als Quantensystem sei das Bewusstsein von außen nicht objektivierbar, aber durch Entscheidungen und Handlungen, das heißt im Sinne der Physik durch Messungen, werde es teilweise greifbar. Bereits durch die „Messung in Form der Entscheidung und Handlung" wird ein Wechsel zur klassischen Physik vollzogen.[21]

Die hier vorgestellten Thesen zum Bewusstsein verknüpfen das Thema Bewusstsein mit dem Entwurf des Modells der integrativen Medizin im Buch NM. In diesem Sinne entsteht also eine Verknüpfung zwischen dem Modell der integrativen Medizin und dem Begriff „Bewusstsein": zwischen einer systemischen Sicht im NetzwerkMensch und der in diesem Netzwerk wirkenden Kybernetik und Quantenphysik, die uns zu einer wissenschaftlichen ganzheitlich-integrativen Medizin führte und jetzt zu einer weiter gefassten Interpretation des Bewusstseins führt.

Natürlich können wir Bewusstsein auch ohne Quantentheorie verstehen! Bewusstsein wurde schon verstanden bevor es überhaupt die Idee von Quanten gab! Hier ist aber gemeint, dass die Quantenphysik eine neue zusätzliche und sehr wichtige systemische Perspektive auf das Bewusstsein eröffnet, die Vorteile zu anderen nicht systemischen Verständnissen hat. Damit führt eine Herangehensweise mit Hilfe der Quantenphysik zu einer Annäherung von Natur- und Geisteswissenschaft.[22] *Eine quantenphysikalische Perspektive wird sich auf das Verständnis von Bewusstsein auswirken und kann damit auch unser Bewusstsein selbst verändern. Bewusst-Sein führt in dieser Weise zu einem biophysikalischen Verbunden-Sein.*

[21] `http://www.goernitz.de/data/BewusstseinFFM-Templeton-tagung.pdf` (31.8.2020) S.15

[22] siehe Abb. 33 + 34 S. 222/223 in NM 1. Teil

Die Philosophie des Bewusstseins – lineare und zirkuläre Kausalität

Es geht primär um Veränderungen des Verstehens, des Verständnisses von Bewusstsein. Eine Veränderung des Verstehens ist auch eine Veränderung im verstehenden Bewusstsein. Diese Veränderungen können somit zu einem anderen Handlungsraum führen, besonders im Hinblick auf das Verständnis des eigenen Körpers und der eigenen Gesundheit. **Der Schlüssel zu einer Veränderung im Bewusstsein heißt Verbundenheit.** Dieser Schlüssel liegt auch unserer KörperInformatik zugrunde. Denn wie alles miteinander verbunden ist, haben wir im ersten Buch schon weitreichend aufgezeigt. Diese Verbundenheit lässt sich sehr gut über den Begriff der **Zirkularität und der zirkulären Kausalität** verstehen, der uns automatisch zur **evolutionären Kybernetik** führt. [58, S. 51–52]

Der Physiker und Philosoph Heinz von Foerster bezeichnet die Idee der **Zirkularität,** die wir bereits im ersten Kapitel von NetzwerkMensch im Abschnitt **Kybernetik** als **Rückkoppelung** oder **Feedback** kennengelernt haben, als das fundamentale Prinzip kybernetischen Denkens. [24]

Dieses Denken beschreibe nach Foerster aber auch eine neue Dimension des Argumentierens. Die lineare Kausalität werde durch die zirkuläre Kausalität abgelöst. Werde die Zirkularität mit erkenntnistheoretischen Fragen verknüpft und denke man sie zu Ende und in die Tiefe, so ergäben sich weitreichende Folgen: Man betrete auf einmal verbotenes Terrain, befasse sich mit der unter den klassischen Logikern verpönten **Selbstbezüglichkeit**. Bis man die Konsequenzen **zirkulärer Kausalität** voll ausgelotet habe, dauere es allerdings seine Zeit.[23] Auch Diana Hummel und Thomas Kluge vom „Institut für sozial-ökonomische Fragen der Johann-Wolfgang-Goethe-Universität“ in Frankfurt am Main heben hervor, dass man eine eindeutige zeitliche Abfolge von „erst Ursache, dann Wirkung“ nicht mehr angeben kann, wenn Ursache und Wirkung

[23] `https://www.irbw.net/zirkulaere-kausalitaet-die-anfaenge-einer-epistemo.html` (30.8.2020)

immer wieder ihren Platz vertauschen, während sie (kybernetische) Kreisprozesse durchlaufen. Dabei unterliege die Funktion technischer Regelkreise ebenso dieser zirkulären Kausalität wie physiologische Prozesse, zum Beispiel die Homöostase, die das innere Gleichgewicht in unserem Körper regelt: die Temperatur, Stoffkonzentrationen, Blutdruck und vieles mehr. Das traditionelle, lineare Denkmodell von Ursache-Wirkungs-Ketten greife hier nicht mehr. [34] Solche Impulse sind natürlich für unsere Thematik höchst interessant und passen sich in unsere Kritik an der klassischen linearen Kausalität und an der kausalen Logik des reduktionistischen Denkens ein, der H. Foerster ein kybernetisches Denken mit Zirkularität, Zirkelschlussfehlern und Selbstbezüglichkeit entgegenstellt. Foersters Gegensätzlichkeit zwischen linearem und zirkulärem Denken können wir im Sinne eines „sowohl als auch" aus der Quantenphilosophie mit dem Begriff der **evolutionären Kybernetik** auflösen [58, S. 51–52] und S. 215 NM :

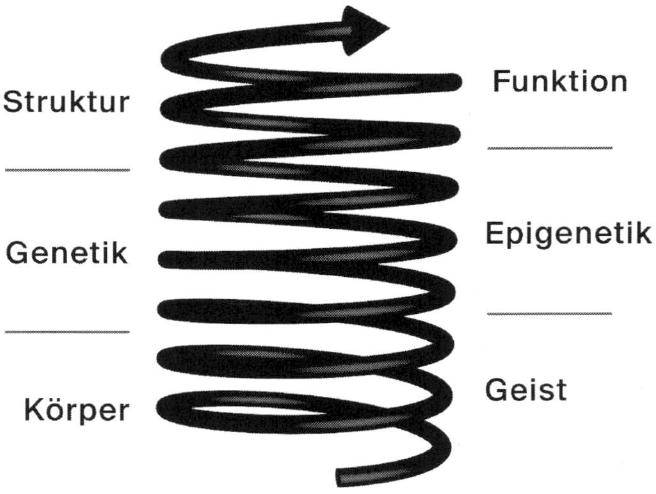

Abbildung 17: Die HELIX mit Zusatz (Struktur-Funktion/Genetik-Epigenetik, Körper/ Bewusstsein...)

Dem Atomismus des reduktionistischen Denkens mit seiner linearen Ursache-Wirkung Kausalität müssen erweiterte Modelle zugefügt werden, wenn die systemische Sicht der Natur in Biologie und Medizin die Grundlage einer erweiterten integrativen Physiologie bilden soll.

Das ist der Anknüpfungspunkt! H. Foerster macht eine weitere bereits schon angesprochene Implikation deutlich, die sich mit der kritischen Loslösung von der klassischen Kausalität einstellt. Kybernetisches Denken fordert ein vernetztes Denken. Dabei spielt die Zirkularität der Kybernetik mit ihrem Feedback-Mechanismus die fundamentale Rolle. Denn werden die einzelnen zirkulären Prozesse der Kybernetik durch übergeordnete kreisförmige Prozesse miteinander verbunden, so ergeben sich, man kann auch sagen evolvieren, immer größere zirkuläre Verbindungen. Diesen Vorgang nennt Ernst Jantsch die „zyklische Prozessorganisation dynamischer Systeme". [40, S. 64 f., S. 75 f., S. 255–266] Die kreisförmigen Prozesse werden durch die lineare pfeilartige Bewegung des Zeitablaufs ergänzt und geben den Prozessen und Abläufen eine Richtung. Damit wird die Irreversibilität der primär zirkulären Prozesse im Sinne der **evolutionären Kybernetik** beschrieben.

Wir verwandten im Buch ‚NetzwerkMensch' die Metapher des Netzwerkes und die dazu passenden Begriffe aus der Netzwerkwissenschaft, um die Prozesse der evolutionären Kybernetik zusammenzufassen und auf den Menschen zu projizieren. So werden diese Erkenntnisse für ein besseres Verständnis von Körper, Seele und Geist zugänglich gemacht und deshalb haben wir von Programmen und Hyperprogrammen und vom Autopiloten im NetzwerkMensch gesprochen. Heinz von Foerster hat die Zirkularität der Zirkularität auf die Kybernetik angewandt und die Kybernetik zur „Kybernetik der Kybernetik", der „Kybernetik zweiter Ordnung", weiterentwickelt. Den Kybernetikern um Norbert Wiener, John von Neumann, Warren McCullouch und anderen Wissenschaftlern war Heinz von Foerster durch sein Buch „Das Gedächtnis. Eine quantenphysikalische Untersuchung" aufgefallen. Im Jahr 1949 luden sie den Physiker erstmals in die USA zu einer Konferenz ein, auf die bis zum Jahre 1953 weitere Konferenzen zum Thema „Kybernetik.

Zirkulär-kausale und Rückkopplungsmechanismen in biologischen und sozialen Systemen" folgten. Die Ergebnisse dieser Konferenzen stellten einen Wendepunkt in der Erkenntnistheorie für ein besseres Verständnis von Körper, Seele und Geist dar. Andererseits waren „Wieners *Kybernetik* und Shannons *Informationstheorie* von den Kalkülen des Krieges entscheidend geprägt, genau wie die Entwicklung des modernen *Computers*, und aus diesem ‚Geist' entwickelte sich auch der Transhumanismus, der unsere Zeit vor allem in Gestalt von Google prägt.... Nicht nur Fabrik und Militär sondern vor allem auch Computer arbeiten nach dem organisatorischen Schema des Befehls und der hierarchischen Ordnung, in dem eine digitale Software die Hardware kontrolliert. In den Wahnwelten der Transhumanisten funktionieren nach diesem Prinzip auch Menschen, die wie Computer sein sollen." [39]

Die Beschäftigung mit der Regulation der Regulation führte zur Kybernetik zweiter Ordnung, der wir bereits, ohne sie direkt als solche bezeichnet zu haben, im Zusammenhang mit den Hyperprogrammen des Piloten und des Autopiloten begegnet sind. Sicher erinnern Sie sich auch an das ‚vernetzte Denken' und an die ‚Netzwerkwissenschaften', an die Verbindungen im Stoffwechsel, insbesondere im Zusammenhang mit dem Mitochondrom, und unser Internet des Körpers, das BWW – überall dort tauchte die **Kybernetik zweiter Ordnung** auf.

Auf den biologischen Grundlagen des Erkennens entwickelten von Foerster, Maturana und weitere Wissenschaftler die Erkenntnistheorie zur ‚Kybernetik zweiter Ordnung'. [24] Sie kamen zu einem Ergebnis, das Ihnen bekannt vorkommen wird: Eine von uns völlig unabhängige Außenwelt existiere nicht. Sie erforschten letztlich, wie wir die Welt durch unsere Wahrnehmung zu großen Teilen erschaffen. Denn wie wir bereits dargestellt haben und im Folgenden noch deutlicher sehen werden, ist das Bewusstsein abhängig von der Art und Weise unserer Wahrnehmung.

Siehe auch **Abb**. 3: Bild des Film-Projektors im Kopf S. 26

Die Ergebnisse der ‚Kybernetik zweiter Ordnung' versetzen uns in die Lage, Irrtümer unseres Denkens und unserer Erkenntnisse zu erfassen – als kritische Selbstreflexion. So bauen beispielsweise die Erkenntnisse von Maturana und Foerster auf der Grundlage des „blinden Flecks des Auges" auf, der in der Physiologie bekannt ist. Sie folgern daraus, dass wir nicht sehen, was wir nicht sehen. Und was wir nicht sehen, existiert nicht in unserem Bewusstsein. [44][22, S. 236][23] Wir erkennen aber nicht, dass wir dort nichts sehen. Diese Lücke füllt das Gehirn automatisch mit errechneten Informationen auf. Dieser „blinde Fleck" hat mitunter fatale Folgen: Die Ureinwohner der Karibik konnten bei der Ankunft von Kolumbus nicht wahrnehmen, dass er mit einem Schiff reiste, weil sie keine Schiffe kannten. „Die Eingeborenen (Taino) betrachteten die schwimmenden Häuser ungläubig"[24] Genauso werden Diagnosen, die Therapeuten nicht bekannt sind, nie gestellt. Genauso kennen wir die Unfälle an Kreuzungen nach Änderung der Vorfahrtsregelung: weil Autofahrer die alte Vorfahrtsregelung verinnerlicht haben und die Änderung, und damit unter Umständen ein Hindernis, übersehen, nicht wahrnehmen, obwohl sie offenen Auges durch die Stadt fahren.

Auch mit unserer Metapher der KörperInformatik sollten wir demzufolge kritisch umgehen. Es gibt mit Sicherheit auch bei unserem Modell blinde Flecken, die wir jetzt nicht erkennen, die uns heute nicht bewusst sind. Wir sollten uns des Modellcharakters bewusst sein. Denn wir schließen von der Elektronik und Informatik unserer Computermetapher im NetzwerkMensch, die uns bekannt und verstanden scheint, auf die unbekannten und unverstandenen Funktionen des Körpers. Leichtsinnigerweise meinen wir, auch diese begriffen zu haben. Übersehen wird, dass **es Systeme gibt, die prinzipiell nicht analysierbar sind**.

Prinzipiell ist natürlich alles analysierbar! Wir sind in der Lage alles und allem einen Sinn zu geben und in einen sinnvollen Zusammenhang zu setzen. Mit ‚nicht analysierbar' ist hier aber folgendes

[24] `https://www.auer-verlag.de/media/ntx/sample/04803DA1_Musterseite.pdf` (31.8.2020)

gemeint: nicht alles kann vollständig und schlüssig begriffen werden. Besonders nicht das „Ganze“, da es hier einen allerletzten Grund, die letzte Ursache geben müsste und dieser 'Letzgrund' müsste wiederum begründet werden usw. Das hat der Mathematiker Kurt Gödel ja bewiesen...und genau das führt in ein zirkuläres Denken – zu der „Seltsamen Schleife“ des **G**ödel, des **E**scher und des **B**ach (kurz „GEB“) , wie es in dem Buch „Gödel, Escher, Bach – ein Endloses Geflochtenes Band“ von Douglas R. Hofstaedter [32] dargestellt wird. Haben wir das einmal verstanden, dann können wir mit Metaphern adäquat arbeiten und dann sind sie auch hilfreich.

Der Mensch ist *kein* Computer. Die Computer-Metapher dient uns jedoch als *Modell*, um Funktionen innerhalb des Körpers besser zu verstehen.

Was wir hingegen sehr wohl analysieren und in unser Wissen und Bewusstsein integrieren können, ist die Systematik kreisförmiger Verbundenheit: Genauso wie es eine Regulation der Regulation gibt, können wir das Erkennen erkennen und Informationen über Informationen sammeln.

Wir können nur ein Ziel erreichen, wenn wir immer wieder einzelne Verhaltensweisen und Handlungen korrigieren; eigene Handlungen werden damit zur Ursache eigener Handlungen. Das kennen wir aus Erfahrungen im Alltag, bei denen wir uns selbst immer wider korrigieren: Ballfangen mit und ohne Hilfsmittel (Schläger), Navigieren von Autos, Segelbooten oder Flugzeugen, aber auch im Verhalten bei Begegnungen mit anderen Menschen.

Ob wir diese kreisförmige Verbundenheit Zirkularität, Rekursivität oder auch anders nennen, ist weniger bedeutend als die Tatsache, dass über diese kreisförmig verbundenen Prozesse mit den Hyperzyklen der Hyperzyklen und den Hyperprogrammen der Hyperprogramme Bewusstsein entsteht. Darauf kommt es an. Denn dieses Bewusstsein ist eine Funktion dieser Hyperzyklen des Immateriellen unseres Körpers: unseres Geistes oder auch *spirits*, wie es im Englischen so treffend heißt.

Von der Wahrnehmung über Ideen zur Handlung

Maturana beschreibt, wie lebende Systeme auf vielen verschiedenen Ebenen organisiert sind. Jede dieser Ebenen erzeugt innere Regelmäßigkeiten. [44] Auch soziale Gruppen sind auf vielen verschiedenen Ebenen organisiert, wobei dies durch die **Sprache** geschieht. Sprache und sprachliche Praxis sind eine Basis unseres Verstehens. Durch die Begriffe der Sprache sind wir in der Lage, die Welt zu „begreifen". Dabei ist es wichtig Folgendes zu beachten: die Teilnehmer, die sich einer Sprache bedienen, bilden eine abgrenzbare Gruppe, ein System, das sich selbst durch seine Gespräche, seine Gesprächsnetze Aufrecht erhält. In diesem Sinne ist dieses Gesprächsnetz ein offenes System, ein offenes Netzwerk, da es neue Sprache hervorbringt. Die Regeln und Veränderungen der Sprache bestimmen das Denken, unser Bewusstsein, unser Erkennen und unsere Entscheidungen. (Hinweis auf das Thema Framing und Reframing)

Somit enthält die Sprache kybernetische Eigenschaften und damit hat unser Bewusstsein kybernetische Eigenschaften! So bilden die inneren Regelmäßigkeiten der Sprache ganze Netzwerke aus Gesprächen. Die Sprache im Netzwerk der Gespräche bringt wiederum Sprache hervor. Durch die Geschlossenheit der vernetzten Sprache wird die Verbundenheit bestimmter menschlicher Gruppierungen und Gesellschaften untereinander hervorgebracht. Dadurch entstehen immer wieder neue höhere Dimensionen: eine Übereinstimmung in den Handlungen, denen ein gemeinsames ‚In-der-Sprache-Sein' zugrunde liegt. Dieses gemeinsame ‚In-der-Sprache-Sein' erfahren wir, so beschreibt es Maturana treffend, als „Bewusstsein" oder „unseren Geist" oder „unser Ich". [44]

Unser **Bewusstsein** beeinflusst unser **Denken** und damit bedingt es auch unser **Erkennen** und unser **Wissen** und dadurch die uns zur Verfügung stehenden Möglichkeiten. Aus der bewussten, unbewussten oder auch automatischen **Entscheidung** folgt die Handlung. Unser Denken beeinflusst also unsere Handlungen. Diese Bedingtheiten werden für unseren Zusammenhang besonders wichtig bei Krankheiten und wenn wir mit dem Tod konfrontiert sind: Wie verhalten wir uns als Betroffener, Angehöriger oder Behandler in

Bezug auf unseren Körper, unsere Gesundheit, unsere Krankheit, unser Leben? Welches Denken und welches Bewusstsein beeinflussen unsere Handlungen beispielsweise im Falle einer Erkrankung? Solcherlei Überlegungen über die Fundamente unserer Handlungen sind nicht nur das paradigmatische Beispiel für Selbstbezüglichkeit, sie sind selbst Handlungen im Sinne des Denkens als Handeln. Handlungen der Handlungen als Zirkularität werden im ca. 5000 Jahre alten indischen Vedanta als „Karma" bezeichnet. Im Gegensatz zu der häufig missverstanden Interpretation des Begriffs „Karma" als unabwendbares, festgelegtes Schicksal, deutet diese Sicht als Hyperzyklen des eigenen Verhaltens auf eine Eigenverantwortung hin:

Jeder Mensch ist für sein eigenes Handeln verantwortlich. Sein jetziges Handeln beeinflusst sein zukünftiges Denken. Das Denken beeinflusst zwar unsere Handlungen; aber unsere Handlungen beeinflussen ebenso unser Denken. Genau auf diese Weise entsteht gerade eine Zirkularität, in der die Reduktion auf einen der beiden Pole nicht mehr möglich ist. Ist das Denken der Ursprung des Handelns oder die Handlung der Ursprung des Denkens? Selbst die Grenzziehung zwischen den beiden scheint nicht mehr so klar zu sein. Wir befinden uns hier auf der vielleicht grundsätzlichsten aller Gratwanderungen und inmitten der evolutionären Kybernetik.

„Jedes Tun ist Erkennen, und jedes Erkennen ist Tun."
Maturana und Varela: Der Baum der Erkenntnis [44, S. 31]

In der **Geschichte der „Philosophie des Geistes"** gibt es zunächst die beiden Pole des Dualismus zwischen der klassischen, materiellen Physik und dem „Metaphysischen" als den polaren Gegensatz. Diese beiden Pole stehen für Begriffe, die einerseits als das Geistige, das Seelische, das Mentale und auf der anderen Seite das Körperliche, das Physische, das Materielle bezeichnet werden. Bei der Definition des Bewusstseins im Rahmen einer physikalischen Theorie auf der Grundlage des Standes der heutigen Physik bieten sich prinzipiell zwei Wege an: der materialistisch-reduktionistische Weg mit Hilfe der klassischen Physik oder der ganzheitlich-quantenphysikalische Weg. Wenn wir eine Definition des Bewusstseins suchen, stellt sich immer die Frage nach dem Sitz des Bewusstseins. Bei der materialistischen Sicht geht es dabei um die Frage nach der körperlichen Verortung, der einer Hardware, die mit dem Bewusstsein gleichgesetzt werden könnte. Diese physische Struktur wird dann als „Ursache" des Bewusstseins gesehen. Das Bewusstsein ist, im linear kausalen materiellen Denken, die Wirkung der körperlichen Grundlage. Bei der metaphysischen Sicht des Bewusstseins ist das Mentale die Ursache von körperlichen Prozessen, körperliche Prozesse werden als durch das Geistige verursacht gesehen, im Sinne einer Selbstschöpfung. Bezogen auf die Kausalität ist diese Sicht genau wie die materialistische Sicht ebenfalls linear kausal und dualistisch. Das quantenphysikalische Modell grenzt sich von beiden Modellen ab, indem es nicht mehr in dem kausalen Dualismus verhaftet bleibt. Es übersteigt diesen Dualismus im Sinne der Transrationalität. Es geht dabei nicht um einen Grabenkampf zwischen zwei Parteien, von denen die einen sagen, dass der materielle Körper den Geist lenkt und die anderen behaupten, dass der Geist den materiellen Körper lenkt. Beide Feststellungen sind aus quantenphysikalischer Sicht zwei komplementäre Aspekte, die letztlich zusammen gehören.

Bei der quantenphysikalischen Sichtweise ist, nach dem was bisher erwähnt wurde, Bewusstsein eine selbstorganisierte und selbstorganisierende dissipative Struktur, unter Berücksichtigung unserer Evolution. Der Vorteil der quantenphysikalischen Sicht ist, dass hier das Modell von dissipativen Strukturen und Schichtenmodell zur Anwendung kommt und uns so eine Perspektive des „sowohl als auch" eröffnet wird, die eben nicht in ein reduktionistisches Denken zurückfällt. Es können Physisches und Metaphysisches mit Hilfe der Komplementarität unter einen quantenphysikalischen Hut erfasst werden. Auf Grund der quantenphysikalischen Nichtlokalität ist eine körperliche Verortung des Bewusstseins in keiner Weise notwendig. Durch die Vernetzungen des Bewusstseins ist eine Zirkularität eingeschlossen, die das Bewusstsein als integralen Bestandteil des ganzen Körpers versteht – nach Ken Wilber die innere feinstoffliche Dimension des äußerlichen grobstofflichen Körpers.

Physik und Metaphysik werden durch Quantenphysik und dissipative Struktur in ein nicht reduzierbaren Verhältnis zueinander gestellt – als Grundlage einer integrativen Medizin, die Körper, Geist und Seele integriert

Das Modell der dissipativen Struktur ist im Zusammenhang mit der Definition des Bewusstseins sinnvoll und hier können wir das Schichtenmodell der Physik anwenden: im Sinne von ‚sowohl als auch' anstatt ‚entweder oder'. Die quantenphysikalische Perspektive steht für ein Modell, das die Dualität zwischen klassischer Physik und Metaphysik durchbricht und sie in einem nicht reduzierbaren Verhältnis zueinander stellt. Die Quantenphysik überwindet den Graben zwischen klassischer Physik und Metaphysik. Genau das ist der Clou einer integrativen Medizin, die den Körper, den Geist und die Seele zu einer Ganzheit zusammenführt, integriert!

Unsere **Sprache**, die unser **Denken** strukturiert, funktioniert nach einer kausalen Ursache-Wirkung-Logik. Um die quantenphysikalischen „unscharfen" (Unschärferelation) Aspekte des Bewusstseins zu fassen, zu greifen, zu begreifen, müssen wir deshalb aus dem Quantenphysikalischen ins Klassische wechseln. So erklärt Görnitz, dass wenn das Bewusstsein als System von quantischer ***und*** klassischer Information aufgrund der Hirnentwicklung so umfangreich wie beim Menschen werde, werde ein Teil von ihm das Ganze betrachten können und das Bewusstsein werde dadurch zur Reflexion fähig. Wir könnten dann *ein solches selbstreflektionfähiges Ich als Selbst bezeichnen.*

Die Klärung der hierzu notwendigen weiteren Fragen würde unseren Rahmen sprengen. Hier einige Beispiele von noch zu klärenden Fragen:

1. Ist das Gehirn das Resultat (der "Entwicklung") von klassischer und quantischer Information?
2. Wird hier eine Entstehungsgeschichte des Gehirns postuliert oder geht es um den „Ist-Zustand", der hybrid ist(klassisch

und quantenphysikalisch oder auch: Brief- und Funkverkehr)? Wir sollten uns immer vor Augen halten, dass es um Wissen geht, das „Objekt" namens Gehirn/Bewusstsein zu erfassen. Dies passiert immer nur unter einer „subjektiven" Perspektive. Sprich: Wir haben es hier mit einem Mischmodell zu tun, dass uns einen spezifischen Blick auf unser „Forschungsobjekt" eröffnet, und nicht DIE Wahrheit (Schichtenmodell!)

3. Warum sollte aus einem so vorgestellten Gehirn/Bewusstsein folgen, dass es einen Teil gibt, der "das Ganze erfassen kann? Was besagt hier das "Ganze"? Wenn es um die Begründung des Selbstbewusstseins geht, so meine ich, hat die Ganzheit die Bedeutung einer "Ich-Einheit". Ganz besagt also vielmehr "Ich als Einheit in Abgrenzung zum Außen, zu(m) Andere(n)" als "Vollständigkeit". Das Selbst resultiert demnach aus dem reflektierten Bewusstsein, das sich als eine Einheit begreifen kann (in der Kognitionswissenschaft als "concept of mind" bekannt)

4. Worin genau besteht die Zirkularität des Bewusstseins? Dass wir es irgendwie genetisch geerbt haben ist keineswegs ein Argument gegen die Frage nach dem Sitz des Bewusstseins!

5. Wie sieht **das Verhältnis zwischen Materie und Geist** aus?

6. Gibt es nicht nur im Stoffwechsel vergleichbare Algorithmen wie in PCs? Wir haben über die automatischen Abläufe der Gedanken im Autopiloten gesprochen: Wie weit reicht dieser Vergleich? Frage nach Algorithmen des Geistes und des Bewusstseins (Penrose).

Abgesehen von den noch zu klärenden Fragen, ist unser Bewusstsein im Verlauf der langen Evolution entstanden – durch Hyperzyklen der Softwareprogramme der Lebewesen. Es handelt sich also um eine Entwicklung auf der Erde, die jeder Einzelne quasi ‚erbt'. Wenn sich Bewusstsein in Jahrmillionen und -milliarden entwickelt hat und wir die **zirkuläre Kausalität** beachten, so ist es müßig zu fragen, wo sich der materielle Sitz oder Ursprung eines Bewusstseins befindet. Ausgegangen wird ja meist von dem Eindruck, das Bewusstsein werde mit dem Gehirn gleichgesetzt. Wenn aber das

Bewusstsein nicht lokalisierbar ist, dann ergibt sich daraus fast zwangsläufig auch eine wissenschaftliche Basis für die **Realität der Gedanken**:

Aus einer zirkulären Sicht folgt, dass die Frage nach dem Sitz des Bewusstseins, so wie sie im Rahmen der Dualität gestellt wird, nicht sinnvoll ist. Diese Frage kann zu gar keinem zufriedenstellenden Ergebnis kommen, weil immer einer der für das Bewusstsein notwendigen Pole reduziert wird. Hinzu kommt, dass immer noch die Verknüpfung zu der Thematik der Gedanken fehlt! Wie sind Bewusstsein und Gedanken/Denken miteinander verknüpft und was soll eine Realität der Gedanken bedeuten? Klar sollte sein, dass aus der Einheit von Subjekt und Objekt folgt, dass in jeder Objektivität eine Subjektivität enthalten ist – die Perspektive, die das Objektive begreift. Andersherum ist aber in jeder Subjektivität auch eine Objektivität enthalten, da das Ich sich selbst objektiviert, um zu einem Ich-Bewusstsein zu gelangen.

Nach Görnitz bezeichnen wir ein Lebewesen mit einem Bewusstsein als ‚Ich', das an einen materiellen Körper gebunden ist. Der Quantenaspekt des Bewusstseins führe dazu, dass es keine lokalisierte Stelle gebe, die sein Zentrum sein könne. Die Suche nach einem ‚Sitz' des Ichs sei unnötig. Ein Ich erscheine stets als ausgedehnt; eine Verortung (die Benennung eines „Wohnortes") sei überflüssig, um die Einheit des Bewusstseins erklären zu können. Quanteninformation schaffe Verbindung. Sie führe verschiedene Wahrnehmungen von Objekten zu einem Ganzen zusammen. Und nicht zuletzt erlaube sein Modell, die Realität der Gedanken – die jedem Menschen sicher intuitiv gewiss sei – auch naturwissenschaftlich zu verstehen. [29]

In den davor liegenden Abschnitten haben wir unbewusst über das Bewusstsein geredet. Mit dem Denken über meine Handlungen mache ich mir diese bewusst. Ich kann mir aber auch über das Bewusstsein Gedanken machen und mache mir mein Bewusstsein bewusst. So kann ich mir Gedanken zu verschiedenen Modellen des Denkens, des Handelns, Fühlens und des Bewusstseins machen; auch das jahrtausendealte Verbunden-Sein und dessen Verhältnis zur Quantenphysik kann dabei von Interesse sein. Ich kann darstellen wie Information die Wahrnehmung formt, die über Resonanzen

Einfluss auf das Bewusstsein nimmt- also über den Zusammenhang zwischen Information, Wahrnehmung und Bewusstsein bewusst nachdenken. Auch Kommunikation und Sprache spielt eine Rolle. Ich kann verbunden-sein mit der Sprache der Zelle und mit dem sozialen Nervensystem des Polyvagalen Vegetativen Nervensystem. Und letztlich gibt es auch einen Zusammenhang zwischen Sprache und Bewusstsein. Wie bereits beschrieben wirkt sich eine quantenphysikalische Perspektive auf das Verständnis von Bewusstsein aus und verändert damit auch selbst unser Bewusstsein.

1.3 Datenverarbeitung und synthetische Biologie

Wir sind in der Lage diesen gerade beschriebenen „Weg nach Innen" zu unserem Bewusstsein, zu den Gefühlen, zu unserer Intention, zu unserem Selbst, eigenständig zu gehen. Einen gänzlich anderen Weg, sich in diesem Fall lediglich mit unserem Verhalten zu beschäftigen, ist der Behaviorismus gegangen. Der Leitgedanke des Behaviorismus besteht darin, die Psychologie auf die Untersuchung beobachtbaren Verhaltens (d. h. Hebel drücken, Körperreaktionen etc.) zu beschränken. Die inneren Prozesse des Menschen (Emotion, Motivation, Absicht, Denken, Bewusstsein etc.) werden nicht geleugnet. Aber sie werden bewusst nicht berücksichtigt, da sie weder beobachtbar noch präzise messbar sind. Wir haben bereits erkannt, dass ganz besonders im Zusammenhang mit dem Bewusstsein viele offene Fragen auftauchen, deren Klärung kompliziert bis unlösbar scheinen: zum Beispiel die Frage nach dem Sitz des Bewusstseins oder die Verknüpfung des Bewusstseins mit der Thematik der Gedanken. Wie sind Bewusstsein und Gedanken/Denken miteinander verknüpft und was soll eine Realität der Gedanken bedeuten? Wir haben auch bereits darauf hinweisen können, dass aus der Einheit von Subjekt und Objekt folgt, dass in jeder Objektivität eine Subjektivität enthalten ist – die Perspektive, die das Objektive begreift. Andersherum ist aber in jeder Subjektivität auch eine Objektivität enthalten, da das Ich sich selbst objektiviert, um zu einem Ich-Bewusstsein zu gelangen. [50]

Um diese offenen Fragen und Einschränkungen zu umgehen ist ein pragmatisches Modell hilfreich, das die inneren Prozesse des Menschen in einer „Black Box" ‚verschwinden lässt'. Das Innere des Menschen wird in behavioristischen Theorien demzufolge als „Black Box" Modell angesehen. Das grundlegende Paradigma des Behaviorismus ist das Reiz-Reaktions-Schema: auf bestimmte Reize (sog. Stimuli, z. B. Hunger, Licht) folgen bestimmte Reaktionen (sog. Responses). Beispiele für solche Reaktion reichen vom Hinwenden von Einzellern zu einer Lichtquelle bis zum Speichelfluss des Reflexes vom Pawlowschen Hund. *Die operante Konditionierung* ist ein 1913 von Thorndike postuliertes Lernprinzip, welches das Lernen am Erfolg beschreibt. Diese Methode wurde von Frederic Skinner perfektioniert und ist eine wichtige Säule im Konzept des Behaviorismus. Wesentliche Aspekte des Menschen werden in eine Black Box verbannt; überspitzt zusammengefasst, könnten wir den Behaviorismus verkürzend als „Versuche am Pawlowschen Menschen" bezeichnen. Die Grenze zwischen dem ‚Lernen am Erfolg', einer Verhaltensbeeinflussung oder gar einer Manipulation des menschlichen Verhaltens ist fließend.

Die Verhaltens-Technologie

Diese Technik der operanten Konditionierung des Behaviorismus wandten ab 1953 bis in die Mitte der siebziger Jahre im 20. Jahrhundert Geheimdienst und Militär für das Wachstum und die Entwicklung der Verhaltensbeeinflussung an.[25] Dies führte in den USA zur Erweiterung der politischen Macht von Geheimdienst und Militär. Ab ca. 1970 erfolgte die Übertragung der Praktiken der Verhaltensbeeinflussung aus dem militärischen in den zivilen Bereich. Skinners Prognose einer Zukunft auf der Basis der Verhaltenskontrolle wurde zunehmend durch die Datenverarbeitung, den Dataismus nach Hariri [30], perfektioniert. Unsere innersten Wünsche, Erlebnisse und Träume, die im Behaviorismus in eine „Black box"

[25] MK ULTRA (auch *MK ULTRA*, Aussprache M-K-Ultra) war ein umfangreiches geheimes Forschungsprogramm der CIA über Möglichkeiten der Bewusstseinskontrolle. Es lief von 1953 bis in die 1970er Jahre im Kontext des Kalten Krieges. `https://de.wikipedia.org/wiki/MKULTRA`

verbannt sind, ersetzt die kühne Techno-Religion im Silicon Valley durch Information.

Hierzu aus einem Bericht von Senator Sam Ervins 1974:

„Als die Gründerväter unser konstitutionelles Regierungssystem einrichteten, bauten sie es auf das Fundament ihres Glaubens an die *Unverletzlichkeit des Individuums*... Sie verstanden die *Selbstbestimmung* als Quelle der *Individualität* und diese Individualität als tragende Säule der *Freiheit*... In jüngster Zeit jedoch hat die Technik mit der Entwicklung neuer Methoden der Verhaltenskontrolle begonnen, die in der Lage sind, nicht nur die Handlungsweise des Einzelnen zu verändern, sondern seine Persönlichkeit und seine Denkart an sich...

Die *Verhaltens-Technologie*, wie man sie heute entwickelt, (be-)rührt ... die grundlegenden Quellen der Individualität und ... den Kern persönlicher Freiheit

Die größte Gefahr... ist die Macht, die diese Technologie einem Einzelnen in die Hand gibt, seine Weltsicht und seine Werte einem anderen aufzuzwingen... Begriffe von Freiheit, Privatsphäre und Selbstbestimmung stehen ihrem Wesen nach im Konflikt mit Programmen, die darauf abzielen, nicht nur die physische Freiheit zu kontrollieren, sondern die Quelle freien Denkens an sich ... noch akuter wird diese Frage, wenn man diese Programme, wie das heute der Fall ist, in Abwesenheit strikter Kontrollen durchführt. So beunruhigend die Verhaltensmodifikation in theoretischer Hinsicht sein mag, bietet die unkontrollierte Ausbreitung der praktischen Techniken zur Verhaltenskontrolle gar noch größeren Anlass zur Sorge." [68, S. 376–378]

Dataismus und Alltag

Skinners Prognose einer Zukunft auf der Basis der Verhaltenskontrolle wird mit Datenverarbeitung, dem Dataismus nach Hariri, verwirklicht. Dies macht eine genauere Betrachtung der Entwicklung der Kommunikation im Internet und verwandten Medien notwendig. Für diese Betrachtung beziehe ich mich im Wesentlichen auf das Buch „Das Zeitalter des Überwachungskapitalismus" von Shoshana Zuboff [68] und auf das Buch von Markus Jansen ‚Digitale Herrschaft'. [39, S. 104] Für ein besseres Verständnis sind die in den vorgenannten Abschnitten erwähnten Themen hilfreich: Das Wissen von Pilot und Autopilot mit dem polyvagalen autonomen Nervensystem und dem langsamen und schnellen Denken, die Gedanken über unser Bewusstsein, dass Wissenschaft als ein sozialer Prozess nach L. Fleck gesehen wird, sowie das Verhältnis zwischen wissenschaftlicher Gewissheit und berechtigten, wohlformulierten, denkenden Zweifel.

Am Anfang der Entwicklung der Kommunikation im Internet [S. 76, S. 35][39] und verwandten Medien stand zwischen den Nutzern und den Anbietern ein Verhältnis der Gegenseitigkeit. Die vom Nutzer produzierten Daten wurden vom Anbieter genutzt, um die Programme für die Nutzer zu verbessern. Hier ist eine kybernetische Schleife erkennbar, in der die Nutzer durch die Gegenseitigkeit mit den Anbietern eingebunden sind; Ein Geben und Nehmen. Seit ca. dem Jahr 2000 werden die überschüssigen Daten („Datenabgase") Dritten angeboten. In der ersten Generation entstand so die *online Werbung*, mit deren Hilfe Marktanbieter durch bessere Vorhersagewerte des Verhaltens der Nutzer ihre Produkte gezielter und effektiver vermarkten konnten – ein Turbo für das Marketing. Da es auch zwischen den Datenverarbeitenden Firmen durchaus einen Wettbewerb gibt, wurde eine immer höhere Präzision der Vorhersagen notwendig. So ergab sich das Ziel eines höchstmöglichen Grads der Gewissheit der Vorhersagen unseres Verhaltens. Deshalb wird unser Leben zunehmend Schicht für Schicht erfasst:

> Das Verhalten jedes Einzelnen soll vollkommen berechenbar werden.

Dies wird durch die Extraktion von *Schattentexten* aus den Daten von Klicks, Cookies, Verweildauer auf einer Webseite, Likes, Vernetzung mit „Freunden", Bewegungsmustern (Navigation), Gesichts- und Spracherkennung und vielen anderen Daten bewerkstelligt. So wird aus dem Rohstoff der einfachen Daten ein Schattentext von jedem einzelnen erstellt. Der Schattentext ist in etwa so was wie die Akte eines Geheimdienstes:

„Genau genommen fungiert der erste Text ... lediglich als Versorgungsoperation für den zweiten, den Schattentext. Alles, was wir zum ersten Text beitragen, egal wie banal oder flüchtig, wird zum Ziel der Überschussextraktion. Dieser Überschuss füllt die Seiten des zweiten Textes. Und dieser zweite Text bleibt unserem Blick verborgen..." Der erste Text ist der Rohstoff, aus dem mit Anwendung von Patenten, künstlicher Intelligenz und Einsatz von Rechenoperationen der Schattentext gewonnen wird. Dieser ist für den Nutzer, dem Lieferanten der kostenlosen Rohstoffe nicht mehr einsehbar: „ready only" für die Konzerne. In diesem Text werden unsere Erfahrungen und unser Verhalten als Rohstoff benutzt. Aus diesem Rohstoff werden Vorhersagen analysiert und angehäuft, um die Vorhersagen als Werbemittel dritten Personen und/oder Firmen anzubieten. Dieser Kreislauf von unseren Rohdaten bis zu unserer Verhaltensänderung beeinflusst unseren Autopiloten. In den letzten Jahrzehnten hat der Machteinfluss der Internetkonzerne zugenommen; dessen Macht hat sich mit Hilfe eines ‚trojanischen Pferdes der rechnergestützten Welt' etabliert und zu großer Abhängigkeit der Kunden geführt. Es gibt praktisch keinen Bereich mehr, der ohne Datenverarbeitung und KI auskommen kann: wir alle – jeder einzelne Mensch, jede Firma, jede Regierung ist Kunde. Diese absolute Macht mündet nach S. Zuboff in einem totalitären Überwachungskapitalismus, der die globale Industrialisierung ergänzt.

Etablierung und Zunahme des Machteinflusses der Internetkonzerne

Unser Autopilot ist bis heute nicht auf Übergriffe von Google, Facebook... eingestellt. Die Mechanismen und Geschäftspraktiken sind für uns so neu und so fremd, „dass wir nichts weiter als einen Pulk innovativer pferdeloser Wagen sehen." Was wir uns nicht vorstellen können, existiert nicht für uns: S. Zubofff beschreibt diesen Vorgang als die „Unerkennbarkeit des Beispiellosen". Unsere Wachsamkeit galt den bekannten Gefahren der Überwachung und Kontrolle seitens des Staates. „Frühere verhaltensverändernde Übergriffe im großen Stil waren stets Auswüchse staatlicher Macht; Auf eine Attacke von Seiten privater Unternehmen waren wir schlicht nicht gefasst." Zweifel und Misstrauen, die unser Autopilot steuern, flackern bei staatlichen Maßnahmen oder bei Personen automatisch auf, bei denen offensichtlich ist, dass sie uns ‚über den Tisch ziehen wollen'. Auf Grund der uns nicht bewussten Praktiken und Strategien können die Internetkonzerne sich nehmen, was sie wollen; und erklären die aus dem Rohstoff der einfachen Daten erstellten Dateien der Schattentexte zu ihrem Eigentum: Letztlich werden unsere Erfahrungen als Daten erfasst, verarbeitet und zum Eigentum der Firmen erklärt, damit diese entsprechend genutzt werden können; zur Wahrung unserer Unwissenheit und um auf einen rechtsfreien Raum zu bestehen werden Strategien und Taktiken entwickelt (Googles ‚Kunst der Invasion durch Deklaration'). Unter dem Schutz eines neoliberalen Zeitgeistes werden den Unternehmen praktisch keinerlei Grenzen aufgezeigt. Das Motto heißt: Weg von der Regulierung des Datenschutzes hin zur beschleunigten Entwicklung der von Google und anderen Internetkonzernen ersonnen Fähigkeiten und Technologien. Es handelt sich also unter anderem um das Problem der Deregulation.

Hinzu kommen die bereits bekannten Mechanismen der bisher etablierten Konzerne, wie der Drehtüreffekt zwischen Wirtschaft und Regierungen, Lobbyismus bis hin zur Nützlichkeit der Firmen bei Wahlprozessen. Manipulationen mittels Täuschungen und Subversionen stellen regelrechte *Enteignungszyklen* dar: Übergriffe werden soweit betrieben bis Widerstand aufkommt, um dann durch aufwändige PR-Kampagnen und rechtliche Schritte, Zeit zu gewinnen. Im Anschluss werden durch öffentlichkeitswirksame Vorführungen die Ressourcen umgelenkt. Unsere zwischenzeitlich aufgetretene Gewöhnung hilft zusätzlich, „um dieselben Ziele unter dem Deckmantel einer neuen Rhetorik und neuer Taktiken weiter zu verfolgen." Diese Enteignungszyklen zielen auf unsere Person - unsere Persönlichkeit- ab.

Abhängigkeit der Kunden: Der Apfel, in denen wir so gerne hineinbeißen, ist der kostenlose Dienst von Google, Facebook und anderen. „Hat man erst einmal hinein gebissen, erweist sich der Apfel als unwiderstehlich." Die Art und Weise des Vorgehens der Konzerne vermischt deren Ziele mit unserem individuellen Autopiloten. Unsere Autopiloten werden systematisch von fremden Manipulationen unterwandert. Unser Bewusstsein mit Gefühlen,

Denken und Intention wird zwar als Inhalt einer Black Box ignoriert, wird aber durch die Manipulationen stark beeinflusst. Dadurch bekommen unsere eigenen Innersten Gefühle und Wünsche in unserem Autopiloten Konkurrenz. Unser persönliches Innerstes ist bedroht, verdrängt zu werden. Sind das Denken, meine Gefühle, meine Intentionen wirklich von mir? Entscheide ich mich für oder gegen etwas auf Grund eigener oder auf Grund fremder Interessen? Wo sind die Grenzen der höchst persönlichen Enteignung? Wer hat meinen Autopiloten besetzt und ‚fährt mit mir spazieren'? Ein gutes Beispiel erleben wir beim Einkaufen: Mit einer Werbeaktion angelockt, finden wir den beworbenen Artikel nicht. Trotzdem geben wir für Ware, die wir nicht brauchen, an der Kasse eine beträchtliche Summe aus. Ähnliches erleben wir beim Surfen im Internet: wer nicht aufpasst wird schnell auf Seiten entführt, die ihn primär überhaupt nicht interessierten.

Der Erfolg der Konzerne führt zu zunehmendem Respekt vor deren Experten. Für viele sind sie zu Vorbildern geworden; ihr Erfolg gibt ihnen zwangsläufig Recht. Durch zielgerichtete Werbung, Personalisierung und digitale Assistenten „sollen uns Aktions- bzw. Handlungsvorteile ganz bewusst dazu bringen, wie Schafe vorgeschriebene Wege zu gehen." Unser Anhängigkeit wird durch eine „Diktatur der Alternativlosigkeit" vervollständigt.

S. Zuboff vergleicht die rechnergestützte Welt mit einem *trojanischen Pferd*. Dieses trojanische Pferd lenke von seinem Innern ab; im Bauch des trojanischen Pferdes befände sich der *Überwachungskapitalismus*. Dieser baue darauf, dass das menschliche Autopilot-Denken völlig irrational ist und völlig außer Stande ist zu merken, dass es regelmäßig versagt. Diese „Ideologie der menschlichen Schwäche" der Verhaltensökonomen würde zu einer Waffe gemacht. Es fänden Konditionierungen statt, die sich unserem Bewusstsein entziehen, aber dieses trotzdem beeinflussen. „Unzählige neue institutionelle Fakten stabilisieren die neuen Praktiken. Resigniert verfallen wir einem Gefühl von Hilflosigkeit." Anders ausgedrückt bedeutet dies die Starre des hinteren Vagus. Denn: „Es ist unmöglich, etwas zu verstehen, das im Geheimen entwickelt wurde und so konzipiert ist, dass es nicht lesbar sein soll." Daraus folgere eine asymmetrische Wissensteilung. Aufgrund von Knappheit von

Zeit, Ressourcen und Rückhalt „sind unsere Bedürfnisse so stark, dass wir den Nachteilen gegenüber blind sind." Wir werden mit unmittelbarer Befriedigung abgelenkt von der Gefahr, die wir aber mit unserem vegetativen polyvagalen Nervensystem spüren. Die Konzernstrategie, die mit Tempo arbeitet, führe so dazu, unseren Bewusstwerdungsprozess zu lähmen – über den hinteren Vagus. Die Gründer dieser Konzerne sind nicht Schüler oder Studenten, die in Garagen irgendwie etwas zusammengebastelt haben. Bei näherer Betrachtung finden sich Verbindungen der Konzerne mit Politik, Geheimdienst und Militär.

> Wertvollste Rohstoffe für die Datensammler und die Werbebranche sind unsere Emotionen, Absichten, Träume, Bedürfnisse, Vorhaben, Sehnsüchte, Stimmungen.

Der persönliche digitale Helfer baut ein Vertrauensverhältnis auf, das einzig und alleine den Vorhersagen gilt: Unser Innenleben soll in Daten verwandelt und als Vorhersageprodukt verkauft und vermarktet werden – wir sollen und werden zu Markte getragen. Ein Beispiel ist ein Patent von Facebook aus dem Jahr 2014 zur Emotionserkennung: aus Bildern wird die Mimik gelesen und Emotionen erkannt, um maßgeschneiderte Produkte anbieten zu können. Mit einem Spiel (Pokemon Go) wurde unter Zusammenarbeit mit Starbucks das Verhalten Hunderter Millionen Menschen beeinflusst, die sich dann zu bestimmten Orten und Geschäften begeben haben. [63]

Besonders drastisch und für das Thema Gesundheit wichtig, zeigt sich unsere Verdatung bei der Nutzung sogenannter *Gesundheits-Apps:* „ Auf der Web Seite wird der User aufgefordert: >>übernehmen Sie die Kontrolle über ihre Gesundheit.<< HealthVault sei >>ein vertrauenswürdiger Ort, an dem Menschen Gesundheitsinformationen online sammeln, speichern, verwenden und freigeben.<< Microsoft ist so freigiebig, von den Usern für den HealthVault Dienst keine Gebühren zu verlangen. Dies erklärt sich natürlich damit, dass die umfassenden Datensätze zu Gesundheit der User in der Cloud von Microsoft gespeichert, ausgewertet und vermarktet werden." [39]

Eine Überprüfung mobiler Gesundheits-Apps vom rechtlichen Standpunkt aus, kam zu dem Schluss, dass die meisten von ihnen sich „private Informationen und Daten des Verbrauchers ohne dessen Einwilligung bemächtigen und den Nutzer in der Regel nicht darüber informieren, dass man diese Informationen Werbeunternehmen zuschicken wird." Die Untersuchung einer Diabetes-App aus dem Jahr 2016 im Journal of American Medicine zeigte die Gier, mit der man die Rendition[26]unseres Körpers betreibt. „Schon mit dem bloßen Download der Apps autorisierte die Software automatisch die Erfassung und Modifikation sensibler Informationen. Und auch hinter den Kulissen spielte sich einiges ab: so etwa fanden die Forscher Apps, die ihre Informationen modifizieren oder gar löschen (64 %), den Status ihres Telefons und ihre Identität erfassen (31 %), Standortdaten erfassen (27 %), ihre WLAN-Verbindungen einsehen (12 %) und ihre Kamera aktivieren, um sich Zugang zu ihren Fotos und Videos zu verschaffen (11 %).... Sie lasen das Adressbuch, wählten Telefonnummern an, die man auf dem Gerät fand, modifizierten Kontakte, erfassten die Logs der getätigten Anrufe und aktivierten das Mikrofon, um Stimmen aufzunehmen." Die Datenschutzrichtlinien müssten eigentlich eher Überwachungsrichtlinien genannt werden.

Nicht nur der fortschreitende Ausbau des ‚Internet of Things' (IoT) vergrößert ständig den Strom der Rohdaten. Zukünftige Weiterentwicklungen sind abzusehen und werden bis ca. 2025 für ein wachsen dieses Stroms von Rohdaten sorgen: Menschliche Kleidung, die mit dem Internet verbunden ist; 1 Billionen Sensoren, die mit dem Internet verbunden sind; Apotheker-Roboter; Lesebrillen, die mit dem Internet verbunden sind; 3D-gedruckte Autos, Konsumgüter, Organe, wie zum Beispiel Leber; implantierbare Handys; Selbstfahrende Fahrzeuge; Buchführungen, die in Großunternehmen von KI ausgeführt werden; KI-Maschinen, die im Vorstand von Konzernen arbeiten. [54]

[26] Die Rendition ist eine Praxis der Enteignung menschlicher Erfahrung als kostenloser Rohstoff zur Herstellung von Vorhersagen der Verhaltensdaten. „Sinn und Zweck der Operation besteht darin, das Verhalten des Nutzers in unermesslich kleinen Inkrementen zur Berechnung verfügbar zu machen, so dass jedes einzelne davon sich auf dem Fließband einreiht, dass diese Rohstoffe in Richtung Produktentwicklung, Fertigung und Verkauf befördert." Aus [49]

„Unter dem Regime des Überwachungskapitalismus gibt der Einzelne seine Erfahrungen weder heraus, weil er die Wahl hätte, noch weil er dazu verpflichtet wäre, sondern einfach aus Unwissenheit und unter der Diktatur der Optionslosigkeit." Die ganze Unternehmung steht und fällt mit dem Absaugen der Rohdaten, ohne die sich der Überwachungskapitalismus nicht halten kann. [68] Frau Zuboff sieht Googles ideale Gesellschaft als eine Bevölkerung auf Distanz gehaltener Nutzer und unmündiger Bürger. Eine wesentliche Bedingung für die Wissensproduktion sei die Fähigkeit der Überwachungs-Kapitalisten unser Bewusstsein zu umgehen.

Die Entwicklung der Informationstechniken mit ihren Vorhersageprodukten, Täuschungen und der Geheimhaltungen führte nicht nur zu einer Zusammenarbeit mit Geheimdiensten, sondern über den „Krieg gegen den Terror" und Wahlmanipulationen zu erheblichen Abhängigkeiten der Politik und damit zu enormen Einfluss auf die Politik weltweit. Die geschwächten Staaten werden von Wahl zu Wahl zunehmend abhängiger von den reichen Konzernen. Die Konzerne des transhumanistischen Überwachungskapitalismus stellen eine riesige finanzielle und politische Macht dar.

Der Begriff Transhumanismus suggeriert bei oberflächlicher oder vorschneller Betrachtung eine innere Verwandtschaft mit dem historischen Humanismus des 15. und 16. Jahrhunderts. „Dem ist aber nicht so. Der Transhumanismus basiert gerade nicht auf dem positiven Menschenbild des Humanismus, sondern ... auf der grundlegend negativen und abgrundtief pessimistischen Anthropologie (auf einem Menschenbild) des Calvinismus bzw. des Puritanismus, der ‚Pflicht zur Widernatürlichkeit'. ...Würde und Freiheit, vor allem die des Willens, waren die beiden Schlüsselbegriffe des Renaissance-Humanismus –und damit hatte der Calvinismus nun wirklich nichts gemein." [39]

Zusammengefasst: Die Konzerne sammeln und Missbrauchen unsere Daten zur Etablierung und Ausweitung ihrer Macht, was für uns zum „Ende der Demokratie" führen kann.[27] Dem Eindruck, alles sei mit Hilfe von Technik machbar, ist mit der Beantwortung

[27] Yvonne Hofstetter im gleichnamigen Buch, welches schildert, wie die künstliche Intelligenz die Politik übernimmt und uns entmündigt. [33]

von drei Schlüsselfragen von Y. Harari [30, S. 536] folgendes entgegenzusetzen:

1. Der Transhumanismus sieht die Funktionen im Menschen als von digitaler Software kontrollierter Hardware. Organismen sind jedoch mehr als nur Algorithmen, mehr als „programmierte Kommunikationssysteme" und **Leben ist mehr als nur Datenverarbeitung.**

2. **Bewusstsein ist wertvoller als Intelligenz.**

3. „Was wird aus unserer **Gesellschaft**, unserer **Politik** und unserem **Alltagsleben**, wenn nicht bewusste, aber hoch intelligente Algorithmen uns besser kennen als wir uns selbst?" Da eine „Pflicht zur Widernatürlichkeit" hinter den Zielen des Transhumanismus steht, werden die hochintelligenten Algorithmen zur Vernichtung der Menschheit führen (siehe Zitat von Dürr). Eine Besinnung zur **„Pflicht zur Mitnatürlichkeit"** ist dringend notwendig.

Sowohl Lebewesen, als auch Menschen, das Internet und die Datenverarbeitung bilden komplexe vernetzte Systeme. Diese Erkenntnis sollte im Sinne der ‚Plicht zur Mitnatürlichkeit' genutzt werden. Dies wird durch die NetzwerkMensch-Physiologie der KörperInformatik (später folgenden Abschnitt VI) mit deren Anwendung in Diagnose und Therapie durchgeführt. Verweis auf Seite 20.

Mit der Digitalisierung verwandeln wir unser Leben, privat und beruflich, langsam in einen riesigen Computer. Diese Art und das Vorgehen der Digitalisierung verfährt nach dem Prinzip der Verbesserung, Optimierung und dem verbesserten Management der Natur und der Menschheit im Sinne der ‚Pflicht zur Widernatürlichkeit'. Die stillschweigende Übereinkunft der Gegenseitigkeit und des Respekts vor demokratischen Regeln werden durch den Transhumanismus in einer beispiellosen Weise missachtet, die folgendes schlussfolgern lassen: Die Akteure der absoluten Digitalisierung werden versuchen, durch Täuschungen, Subversion, Geheimhaltung und andere Tricks ihren Weg unbeirrt weiter zu verfolgen. Wir werden in steigendem Masse über unseren Autopiloten von außen gesteuert werden.

Digitale Verhaltensmodifikation gefährdet die Persönlichkeit, die Identität, das Bewusstsein und die Fähigkeit zu selbstbestimmten Verhalten.

Einen hoffnungsvolleren Ausblick gewähren uns die Ansichten von Jake Kruse.[28] Er unterscheidet zwischen menschlichen und technischen Algorithmen: „Nicht alle Algorithmen sind gleich. Das menschliche Gehirn lernt, seine eigenen Algorithmen zu ändern, um Variationen, Kontraste, Nuancen und integrativere Metaphern zu berücksichtigen, was zu umfassenderen, kreativeren und flexibleren Reaktionen auf chaotische Entfaltungserfahrungen führt. Technische Algorithmen funktionieren überhaupt nicht so. Ihr Ziel ist Profit." Oder wie bereits erwähnt: Leben ist mehr als nur Datenverarbeitung, mehr als „programmierte Kommunikationssysteme".

Heimat und Ganzheit

Die Anwendungen der modernen Datenverarbeitung bieten eine vielschichtige Bereicherung unserer Möglichkeiten und Aussichten. Wir loben die vernetzte, digitale Welt „über den grünen Klee". Die vernetzte Datenwelt beschert uns aber auch eine Vielzahl neuer Ängste, Gefahren und Formen von Gewalt, die von Außen in uns hineingetragen werden.

Zuboff schreibt: „Das komplexe Dilemma um Wissen, Autorität und Macht beschränkt sich nicht mehr nur auf den Arbeitsplatz...; seine Wurzeln durchziehen heute den Alltag, vermitteln sie doch fast jeden Aspekt unseres sozialen Miteinanders."[68]

Die beschriebenen Verhaltensmanipulationen umgehen zwar unsere ‚Black Box' mit Bewusstsein, Emotionen und unserem Innersten, aber lassen es nicht unberührt. Durch die Veränderungen innerhalb der Black Box sind Störungen unseres individuellen Autopiloten daher vorprogrammiert. Das führt zu Veränderungen in der Kommunikation zwischen Körper, Geist und Umfeld.

[28] www.KruseatDestin.com

Das Gefühl der Geborgenheit, des Vertrauens und der Sicherheit in eine Zukunft, die teilweise als berechenbar wahrnehmbar war, wird durch die Verhaltensmanipulationen deutlich vermindert. In Folge werden die Schaltkreise von Angst und die Wahrnehmung von Bedrohungen mit deren Reaktionen von Kampf, Flucht und Starre über das polyvagale vegetative System verstärkt. Bekanntermaßen liegen durch Störung der Verbindung zwischen Körper, Geist und Umwelt die Grundlagen für Befindlichkeitsstörungen und Krankheiten.

S. Zuboff fragt: „Kann die digitale Zukunft uns eine Heimat sein?"

Das, was wir unser intimes Zuhause, unsere Heimat nennen, lässt sich nur mit der Wahrnehmung unserer Integrität, unserer Ganzheit vereinbaren. Diese Wahrnehmung ist auch die Voraussetzung für rationales, ‚langsames Denken' und Handeln. Nur mit dem Schaltkreis des ventralen Vagus können wir unsere Ganzheit wahrnehmen. Dazu ist eine angstfreie, unbedrohte und sichere Umwelt notwendig. Eine Umwelt der Sicherheit und Geborgenheit erreichen wir nur über die ‚Pflicht zur Mitnatürlichkeit', durch eine natürliche Lebensweise - ein ganzheitliches Leben mit der Natur.

Würde der Mensch einen Krieg gegen die Natur führen, wäre es ein Krieg gegen sich selbst: Ein Verbrechen an der Menschheit.

„Kaum etwas Materielles oder Etabliertes, an dessen Dauerhaftigkeit und Lebenswichtigkeit zu glauben mir beigebracht worden war, hat überdauert. Alles, von dem ich sicher war (oder sicher zu sein erzogen wurde), dass es unmöglich wäre, ist geschehen."

Winston Spencer Churchill ca. 1930

Doch das wirklich Böse ist das, was bei uns sprachloses Entsetzen verursacht, wenn wir nichts anderes mehr sagen können als: Dies hätte nie geschehen dürfen.

Wie erkenne ich dieses „Dies hätte nie geschehen dürfen" rechtzeitig?

Aus Hanna Arendt: Über das Böse [1]

2 Natürlich Leben

2.1 Ganzheitliches Bewusstsein

Das Innerste des Menschen, seine Gefühle, sein Willen und sein Bewusstsein, werden in behavioristischen Theorien im Sinne eines „**Black Box**"-Modells mit In- und Output „ignoriert". Auch Big Data geht mit einem transhumanistischen Glauben ähnlich vor. Hierzu gehören Gebiete von der Künstlichen Intelligenz (KI) bis zur synthetischen Biologie und der Genmanipulation. Im Abschnitt 1.3 „Datenverarbeitung und synthetische Biologie" wiesen wir bereits auf einen Teil vom Inhalt der bewusst ignorierten Black-Box hin. Im Sinne der Organisation der Ganzheit und der Mitnatürlichkeit wirkt aber jeder Input nicht nur auf unser Verhalten, sondern unter anderem über das vegetative Nervensystem, dem Hauptteil des Autopiloten, auch auf das Innere unserer „Black Box". Welche Wirkungen wird es dadurch in unserer Black Box geben?

Wir wenden uns jetzt weiteren Inhalten dieser Black Box zu: unserem Denken und Fühlen, unseren Ideen und Vorstellungen, unseren Wünschen und unserem Wollen. Um mit der absoluten Digitalisierung besser umgehen zu lernen, sollte diese „Black Box" etwas erforscht, genauer angeschaut werden. Dazu gehört ein Bewusstsein, das wir als ganzheitliches Bewusstsein benennen.

Der Zusammenhang zwischen Bewusstsein, Denken-Gedanken und Ideen wurde von David Bohm als **‚Ungeteilte Ganzheit in fließender Bewegung'** beschrieben: „Diese Sichtweise impliziert, dass das Fließen gewissermaßen den Dingen, die man in diesem Fließen entstehen und vergehen sehen kann, vorausgeht. .... Der ‚Strom des Bewusstseins' ist nicht genau fassbar, und doch geht er offensichtlich den fassbaren Formen der Gedanken und Ideen voraus, die man fließend entstehen und vergehen sehen kann, wie

Kräuselungen, Wellen und Strudel in einem fließenden Strom. Und wie es auch mit solchen Bewegungsfiguren in einem Strom der Fall ist, so kehren manche Gedanken immer wieder und halten sich mehr oder weniger hartnäckig, während andere verschwinden." [9, S. 221] Zusammenfassend ausgedrückt: Der Fluss, der Strom des Bewusstseins einschließlich der Gedanken und Ideen als **Ungeteilte Ganzheit in fließender Bewegung**, stellt als ein ungeteiltes Ganzes ein System dissipativer Strukturen dar. In diesem Fließen sind Geist, Bewusstsein und Materie, aber auch Energie und Information keine voneinander getrennten Substanzen, sondern vielmehr verschiedene komplementäre Aspekte einer einzigen ganzen bruchlosen Bewegung. „Auf diese Weise können wir alle Erscheinungsformen des Daseins als nicht voneinander getrennt ansehen". Hier eröffnet sich die Möglichkeit, der Zerteilung ein Ende zu setzen: In der derzeitigen Einstellung vom Atomismus, des Zerteilens und des Fragmentierens, wird gründlich alles von allem getrennt. Uns geht es aber um ein ganzheitliches Bewusstsein der formgebenden Ursache und mit einer (Be-)Deutung der In-Formation in der Natur.[1]

Die modernen Molekularbiologen glauben, letztlich lasse sich die Gesamtheit von Leben und Seele durch Erweiterung ihrer Arbeit verstehen. Dabei werden in mehr oder weniger mechanischen Begriffen Struktur und Funktion der DNS-Moleküle erklärt. Ein ähnlicher Trend existiert in der Psychologie. „Wir gelangen so zu dem höchst merkwürdigen Ergebnis, dass in den Bereichen der Erforschung des Lebens und der Seele heute das stärkste Vertrauen in einer fragmentierenden Einstellung des Atomismus zur Realität besteht." [9, S. 226] Gerade bei der Erforschung des Lebens und der Seele wird aber das Wirken der formgebenden Ursache in der ungeteilten und bruchlosen fließenden Bewegung der Erfahrung, Beobachtung und Wahrnehmung am besten ersichtlich.

[1] In der Gegenwart wird der Atomismus dem *ganzheitlichen Denken* beziehungsweise dem Holismus gegenübergestellt. Beides sind Kategorien zur Beschreibung des Verhältnisses von Gesamtheit und Detail bei der Betrachtung komplexer Systeme. `https://de.wikipedia.org/wiki/Atomismus#Atomismus_als_Gegensatz_zum_Holismus`

Diese formgebenden Ursachen sind In-Formationen. In der altgriechischen Philosophie bedeutet das Wort Form in erster Linie eine innere formende Tätigkeit – formende Aktivität (forming activity). Sie ist die Ursache für das Wachstum: der Entwicklung und Differenzierung ihrer verschiedenen wesentlichen Formen. Im Fall einer Eiche bezeichnet der Begriff ,formgebende Ursache' die ganze innere Bewegung von Saft, Zellwachstum, Ausbildung von Zweigen, Blättern und so weiter, die für diese Baumart kennzeichnend und von der anderer Baumarten verschieden ist. Es handelt sich nicht um „eine von außen übergestülpte Form, sondern vielmehr um eine *geordnete und gegliederte innere Bewegung, die den Dingen wesensmäßig eigen ist*." [9, S. 223]

So können wir den Zusammenhang zwischen Körper, Geist und Umwelt, wie zuvor auf S. 121 von David Bohm im Zusammenhang mit dem Bewusstsein, als **,Ungeteilte Ganzheit in fließender Bewegung'** der Natur beschreiben: Diese Sichtweise impliziert, dass das Fließen der Natur gewissermaßen den Dingen, die man in diesem Fließen entstehen und vergehen sehen kann, vorausgeht.[2] .... Der ,Strom des Lebens' ist nicht genau fassbar, und doch geht er offensichtlich den fassbareren Formen von Körper, Seele und Geist voraus, die man fließend entstehen und vergehen sehen kann, wie Kräuselungen, Wellen und Strudel in einem ,fließenden Strom' - einem ,fließenden Strom der Natur'. Und wie es auch mit solchen Bewegungsfiguren in einem Strom der Fall ist, so kehren manche Formen immer wieder und halten sich mehr oder weniger hartnäckig, während andere verschwinden. Zusammenfassend ausgedrückt: Der Fluss, der Strom des Lebens (einschließlich der Gedanken und Ideen) als **Ungeteilte Ganzheit in fließender Bewegung**, stellt als das ungeteilte Ganze ein System dissipativer Strukturen dar. In diesem Fließen sind Geist und Materie, aber auch Energie und Information, keine voneinander getrennten Substanzen, sondern vielmehr verschiedene komplementäre Aspekte einer einzigen ganzen bruchlosen Bewegung. „Auf diese Weise können wir alle Erscheinungsformen des Daseins als nicht voneinander getrennt ansehen". [9, S. 226] Hier öffnet sich die Möglichkeit, der Zerteilung ein Ende zu setzen (In der derzeitigen Einstellung vom

[2] Zum Beispiel das Chi in den Meridianen

Atomismus, des Zerteilens und des Fragmentierens wird gründlich alles von allem getrennt).

Gerade bei der Erforschung des Lebens und der Seele wird das Wirken der formgebenden Ursache in der ungeteilten und bruchlosen fließenden Bewegung der Erfahrung, Beobachtung und der Wahrnehmung als Einheit und Ganzheit am besten ersichtlich. Aber gerade hier besteht bis heute in den (Natur-)Wissenschaften bis hin zur ComputerScience im Silicon Valley das stärkere Vertrauen in der atomistischen Einstellung zur Realität. Dies führt letztlich zu der Forderung einer Biokratie und der Transhumanisten: der Planet könne nur gerettet werden, wenn der Mensch zum ‚Manager der Biosphäre' werde. Mithilfe der modernen Biologie und Gentechnik müsse der Homo Sapiens, den Auftrag, die Natur in unsere Obhut zu nehmen, aktiv und positiv aufnehmen', ... mit der von Markl propagierten ‚Pflicht zur Widernatürlichkeit'. In einem Essayband aus dem Jahre 1957 definierte Julian Sorell Huxley *Transhumanismus*...: „der Mensch bleibt Mensch, transzendiert sich aber, indem er neue Möglichkeiten seiner menschlichen Natur realisiert. ..., so als wäre der Mensch ernannt worden, „Geschäftsführer des größten aller Unternehmen zu werden, das Unternehmen der Evolution." [36, S. 17, 13] „Durch geschickte Ausnutzung der Gesetzmäßigkeiten der natürlichen Auslese sollten die Menschen die Kontrolle über ihre eigene Evolution gewinnen und sie in Richtung auf eine biologische Verbesserung lenken." [62] Das Ziel dieser Verbesserung des Transhumanismus ist die Abschaffung des Humanismus, der Demokratie und schließlich des Menschen[3] „Waren bis vor kurzem transhumanistische Theorien und Praktiken auf die Entwicklungsstätten meist US-amerikanischer Universitäten oder Militär-Labore beschränkt, so greifen jene immer mehr in den Alltag ein. Im Transhumanismus werden religiöse Sehnsüchte, militärische und Überwachungstechniken, eugenische Ideen sowie ökonomische Kalküle zu einem explosiven Gebräu miteinander vermischt." [39, S. 129] In den Ethiken bezüglich Transhumanismus und Posthumanismus spielt deshalb unter anderem auch die Eugenik eine große Rolle.

[3] `https://humanismus-aktuell.de/media/2017/11/rezension_125_krebs_janso_digitale_herrschaft.pdf`

Der Begriff Eugenik wurde im Jahr 1883 von dem modernen Eugeniker Francis Galton geprägt. Auch Huxley propagierte die Eugenik. Im evolutionären Transhumanismus werde dieser eine wichtige theoretische und praktische Rolle spielen. Er sprach von Positiven und negativen eugenischen Maßnahmen mit einer Dringlichkeit angesichts der Überbevölkerung auf der Erde unter gesundheitlichen Folgen der atomaren Abfallprodukte. Huxley wollte einerseits ‚genetische defekte Typen von der Fortpflanzung' abhalten, zum Beispiel durch Sterilisation, andererseits eine eugenische Besamungsstrategie durch bewusst gewählte Spender durchsetzen. Der moderne Transhumanismus hofft allerdings, nicht durch Sterilisation Geburten zu verhindern, sondern durch Genmanipulation für die Geburt eines gesunden Kindes zu sorgen.[4] Da Genmanipulationen an Menschen nicht erlaubt sind, könnte an der Entwicklung einer Gentechnik unter ‚falscher Flagge', z. B. mit dem Label von Impfungen, gearbeitet werden. Wohin diese Ideen führen, ist heute jedem bekannt: „Der göttliche Funke, der in uns allen glimmt, leuchtet uns heute zu neuen Wegen, die die Menschheit zum Heile führen. In diesem Sinne wollen auch wir Rassenhygieniker Arbeiter im Weinberge Gottes sein." [4, S. 337] Die Bewegung des Transhumanismus beruht auf der Tendenz der Wissenschaft, in den Begriffen eines fragmentierten Weltbildes zu denken.

Die Pflicht zur Mitnatürlichkeit

Die **vorherrschende Tendenz der Wissenschaft, in den Begriffen eines fragmentierten Selbst-Weltbildes zu denken** und wahrzunehmen, ist Teil einer umfassenderen Bewegung. Diese Tendenz bestimmt auch unser mechanisches Maschinenbild, dass wir uns von der Natur und von den Funktionen der Lebewesen und des Menschen machen; dass wir dann haben und anwenden. Im Laufe langer Zeit hat sich dieses Weltbild entwickelt und es durchdringt heute unsere gesamte Gesellschaft. Aber umgekehrt trägt eine solche Denk- und Anschauungsweise in der wissenschaftlichen Forschung sehr nachhaltig zur Bekräftigung der allgemeinen

[4] `https://www.biologie-seite.de/Biologie/Eugenik`

fragmentierenden Einstellung bei. Diese Denk- und Anschauungsweise entwirft den Menschen ein Bild, nach dem die ganze Welt lediglich aus einer Masse getrennt existierender Atombausteine besteht. Sie wartet zusätzlich mit experimentellen Beweisen auf, aus denen der Schluss gezogen wird, diese Sichtweise sei notwendig und unumgänglich. Dadurch erzeugt man das Gefühl im Autopiloten, die Fragmentierung brächte nichts anderes zum Ausdruck, als wie alles in Wirklichkeit ist, und alles andere sei unmöglich. Das Modell der mechanischen oder elektronischen Maschine wird nach sehr langer Anwendung schließlich mit der Realität gleichgesetzt und verwechselt.

Die Bereitschaft, sich nach Beweisen für das Gegenteil umzuschauen ist sehr gering. *Ein Widerspruch zum Meinungssystem ist undenkbar, wie Herr L. Fleck erkannte.* Selbst wenn dann solche Beweise auftauchen, wie in der modernen Physik, so besteht in der Tat die Tendenz, deren Bedeutung herunterzuspielen oder sie gar völlig außer Acht zu lassen. *Widersprüche werden nicht gesehen und ignoriert, verschwiegen und nicht diskutiert (in Kursiv die Thesen von L. Fleck).* Man könnte wirklich soweit gehen zu behaupten, dass der gegenwärtige Gesellschaftszustand sowie das gegenwärtig übliche wissenschaftliche Unterrichtsverfahren, eine Art **Vorurteil zugunsten eines fragmentierten Selbst-Weltbildes** nähren und vermitteln. Dieses geschieht zu einem gewissen Grade explizit und bewusst, hauptsächlich wird jedoch dieses Vorurteil im Autopiloten auf eine implizite und unbewusste Art und Weise verstärkt. Die Beobachtungen und „Fakten“, die erdichtet werden, um der herrschenden Anschauung zu entsprechen, führen zu Manipulationen und Einflussnahme - *Beobachtungen und „Fakten“ werden erdichtet, die der herrschenden Anschauung entsprechen Fleck!* [9, S. 227][21], S. 65

> Wir müssen aber jederzeit berücksichtigen, dass die Realität der Natur niemandem bekannt ist. Deshalb kann nur mit Modellen gearbeitet werden, um unsere Realität der Natur so wirklichkeitsnah wie möglich zu erfassen. Problematisch wird es, wenn diese Modelle mit der Realität verwechselt werden.

Das Modell der modernen Physik geht von einer Unteilbarkeit des Ganzen aus: „Wahre Einheit im Einzelmenschen, zwischen Mensch und Natur, zwischen Mensch und Mensch kann sich nur durch eine Form des Handelns bilden, die nicht darauf aus ist, die Ganzheit der Realität zu zerstören."

Die Fragmentierung ist also ihrem Wesen nach eine Verwirrung angesichts der Frage, was verschieden und was zusammengehörig ist. Aber das klare Auffassen dieser Kategorien mit einem mitnatürlichen Bewusstsein ist in jeder Lebensphase notwendig.

Wer das, was verschieden ist und was nicht, durcheinanderbringt, bringt alles durcheinander.

Daher ist es kein Zufall, wenn bei zu geringem mitnatürlichen Bewusstsein unsere fragmentierende Denkweise ein derart breites Spektrum von Krisen hervorbringt: soziale, politische, ökonomische, ökologische, psychologische und so weiter. Diese Krisen betreffen sowohl den Einzelnen als auch die Gesellschaft im Ganzen und führen zu endlosen ausufernden chaotischen und sinnlosen Konflikten. Dabei wird viel Energie durch gegeneinander gerichtete Bewegungen vergeudet. Zusätzlich kommt hinzu, dass bei zunehmender Komplexität der Systeme, die Regeln ihrer Funktionen einfach sein sollten – Einfach Komplex. Diese **Krise** betrifft alle komplexen System: von der Stadtplanung bis zu den Weltfinanzen und der Weltwirtschaft. Sie ist auch für das jetzige **Gesundheitssystem** kennzeichnend. [38]

Die Krise der Gesundheitssysteme in einer industrialisierten Gesellschaft

Die folgenden Feststellungen sind in dem Buch „Die Enteignung der Gesundheit – Medical Nemesis – Die Medizin ist zu einer Hauptgefahr für die Gesundheit geworden" von Ivan Illich (1926–2002) im Jahr 1975 beschrieben und vom mir teilweise angepasst und ergänzt worden. Die 5. Auflage aus dem Jahr 2007 trägt den Titel „Die Nemesis der Medizin – Die Kritik der Medikalisierung des Lebens". Die beschriebenen Missstände werden zunehmend für das globale Gesundheitswesen offensichtlich.

Wir leben in einer Epoche, in der das Lernen programmiert, das Wohnen urbanisiert, der Verkehr motorisiert, die Kommunikation kanalisiert wird und in der zum ersten Mal in der Geschichte fast ein Drittel aller Nahrungsmittel, welche die Menschheit verzehrt, inter-regionale Märkte passieren. In einer so überindustrialisierten Gesellschaft werden die Menschen dazu konditioniert, Dinge zu bekommen, statt sie selbst zu tun. Wir wollen vorwiegend belehrt, fortbewegt, behandelt oder geführt werden statt zu lernen, zu heilen und unseren eigenen Weg zu suchen. Daraus ergibt sich eine Abhängigkeit von Experten und Spezialisten. Wir erinnern uns an L. Fleck und H. Wallach im Abschnitt Pilot und Autopilot: „... Ein wesentlicher Bestandteil dessen, was wissenschaftlich akzeptiert ist, hängt vom Konsens einer Gemeinschaft von Forschenden und Spezialisten ab.“[5]

Der passive Modus des Verbums >heilen< überwiegt im Sprachgebrauch. >Heilen< wird nicht mehr als die Aktivität des Kranken betrachtet, sie wird zunehmend eine Pflicht des Arztes. Bald schon wird es möglich sein, sie aus einem persönlichen Dienst in das Produkt einer Organisation zu verwandeln. Die **Überindustrialisierung der Medizin** und ihre ungewollten Nebenprodukte sind daher Bestandteil einer tiefen, allgemeinen Krise, die alle wichtigen Institutionen erfasst hat. Die Krankheiten, unter denen die Menschen in den westlichen/globalen Gesellschaften leiden, haben sich gewandelt. Die Effizienz der Ärzte ist eine Illusion, was häufig zu nutzlosen ärztlichen Behandlungen mit Schädigungen durch Behandlungen und durch Medikamente geführt hat.[6] Diesen unerwünschten Nebenwirkungen ist der Patient nicht nur wehrlos ausgeliefert; eigentlich wird dem Patienten eine Heilung vorgetäuscht und er wird dadurch in eine Art Falle gelockt. Viele „Patientenkarrieren“ zeugen von diesen fatalen Prozessen: so fördert die medizinische Praxis paradoxer Weise Krankheiten und trägt zur Entstehung einer immer kranker werdenden Gesellschaft bei.

Gifte in der Nahrung und in der Umwelt, Nikotin und Alkohol in privater Nutzung fördern unter staatlicher Aufsicht zu viele Tote. Die Beschaffenheit von Nahrung, Wasser und Luft bestimmt ent-

[5] Zitat von H. *Walach*.
[6] iatrogene' Schäden und sekundäre Mitochondropathien; S. 38–39 in NM

scheidend, wie gesund Menschen sich fühlen und in welchem Alter sie sterben. [37, S. 20] Die Gifte führen zur Zerstörung der Fähigkeit der Menschen, mit ihren menschlichen Schwächen, Verletzlichkeiten und Besonderheiten fertig zu werden. Das Leben insbesondere älterer und chronisch kranker Menschen ist durch eine „Medikalisierung" mit Abhängigkeiten von ärztlicher Fürsorge und von Medikamenten gekennzeichnet. Die Medikamente sind durchweg Stoffe, die als Mitochondrien schädigend einzustufen sind - und unter anderem die Immunität schädigen, was zu häufigeren Auftreten von Allergien, Autoimmunkrankheiten, Krebs...etc. führt. Lebensdauer, Prävention und Hoffnung sind abhängig von diesen Medikamenten. Die „Medikalisierung" ist ein Nebenprodukt einer überindustrialisierten Gesellschaft, in der Steuergelder und Gelder der Krankenkassen verschwendet werden. Den Informationen und Handlungen der staatlichen Institutionen fehlt Transparenz, Plausibilität und Verlässlichkeit. Deren Maßnahmen führen unter anderem zu erheblichen Nebenwirkungen und „Kollateralschäden".

Die durch die jahrelange Medikation, Zufuhr „privater" Gifte und Belastung durch Umweltgifte vorgeschädigten und geschwächten (u.a. verringerte Immunkompetenz) Menschen werden akut gestresst z. B. durch einen Infekt belastet. Dann kommen sie in Krankenhäuser mit Krankenhauskeimen, in denen ihre Immunität durch die intensive medikamentöse Therapie zusätzlich geschwächt wird. Der Selbstregulation und Selbstorganisation der lebenden Systeme der Menschen wird regelrecht der Boden unter den Füssen entzogen.

Grund ist u.a. eine Zerstörung der medizinischen Kultur, die unter anderem vorgibt, sie könne Schmerzen vermeiden, den Tod abschaffen und Krankheiten beseitigen, einschließlich des Irrglaubens, der Mensch sei vollständig reparabel. Diese Entwicklung widerspricht der Natur des Menschen-der Lebewesen- der Um-Mit-Welt. Dabei wird gelegentlich vergessen, worum es zum großen Teil geht. Es geht um Märkte und ums Geschäft: wenn Märkte fehlen, werden Märkte geschaffen und das heißt im Gesundheitswesen Produktion von Krankheiten, um Medikamente zu verkaufen.

Illich meint, die Ärzteschaft scheine mittlerweile eine Rolle zu spielen, die ehedem der Priesterschaft vorbehalten war. Wissenschaftliche Prinzipien dienen als Theologie und Technologen als Ministranten. Eine Art Glaubensgemeinschaft mit entsprechenden Regeln und Dogmen hat sich entwickelt. Sie hat sich in eine orthodoxe Partei von bürokratischen Administratoren verwandelt, die wissenschaftliche Prinzipien und Methoden auf ganze Kategorien von medizinischen Fällen anwenden.... (siehe fragmentiertes, atomistisches Denken-Bewusstsein und L. Fleck). Je besser die Daten der Patienten kontrolliert werden, desto vorhersagbarer ist das Ergebnis solcher Medizin. Von der zur Zeit als wissenschaftlich anerkannten Medizin, angewandt von den entsprechenden medizinischen Wissenschaftlern, wird erwartet, dass sie die richtige Therapie liefere. Dabei ist es ganz gleich, ob diese zu einer Heilung, zum Tod oder sogar zu keiner Reaktion auf Seiten des Patienten führt. Dies führt bei den Einzelnen zu mehr Entfremdung. Entfremdung führt zur Zunahme von Ängsten und damit zu Aktivieren von polyvagalen Schaltkreisen der Angst und Lebensgefahr.

Die heutige Medizin leidet unter einer Wahnvorstellung, dass *alle Leidenden behandelt werden sollten,* ganz unabhängig vom vorhersehbaren Ergebnis. Unglücklicherweise ist dieser Therapiewahn ansteckend und hat die traditionelle Kunst der Krankenpflege verstümmelt.

Verstärkende Auswirkungen im Sinne eines Turboeffekts auf die vorgenannte Überindustrialisierung ergeben sich durch zunehmenden Einfluss der Kombination von Gentechnik, Biotechnologie, Molekularbiologie und Künstlicher Intelligenz. Dabei üben die Möglichkeiten, immer größere Datenmengen zu erfassen, zu verarbeiten und an Menschen anzuwenden, einen verstärkenden Einfluss. Die aus dieser Entwicklung entstandenen Gewissheiten müssen dringend mit wohlformulierten Zweifel hinterfragt werden. Aus der Perspektive des Zweiflers können wir zusammenfassen: Die moderne Medizin scheint sich zu einer Art ‚Pest' entwickelt zu haben.

Ganz gleich ob wir dem, was I. Ilich ausdrückt, zu 100 % oder nur zu 10 % zustimmen, ist eine kritische Haltung, ein kritisches Bewusstsein – ein Hinterfragen der wissenschaftlichen Gewissheiten mittels wohlformulierten Zweifelns- notwendig.

Haupttriebkraft der negativen Begleiterscheinung der modernen Medizin ist eine **fragmentierende Grundeinstellung des Atomismus**. Die Hauptstütze dieser fragmentierenden Einstellung zur Realität findet sich in der Atomtheorie. Diese wurde allmählich durch unseren Autopiloten nicht mehr nur als eine Ansicht aufgefasst, sondern als eine allgemein gültige Anschauungsweise. Die Menschen sahen es „als absolute Wahrheit an, dass das Ganze der Realität tatsächlich aus nichts anderem als aus atomaren Bausteinen bestünde, die allesamt mehr oder weniger mechanisch zusammenwirkten." [9, S. 216]

Als Folge werden unsere Erkenntnisse von Experten gestützt, die mit dieser fragmentierenden Überzeugung ausgebildet wurden: Fachleute, Fachärzte,... Dies geschieht in einem Ausmaß, das zum „Fach-Idiotentum" führt; das Denken, die Sicht und das Bewusstsein solcher Experten scheint durch Scheuklappen eingeengt. Denken Sie an die Betrachtung eines Gemäldes mit der Nasenspitze direkt am Bild und im Vergleich dazu aus angemessener Entfernung, um das Relevante zu erkennen. In den Alltag übertragen bedeutet dies:

Wir brauchen zusätzlich zu dem Expertenstandpunkt, deren Nasen direkt am Gemälde kleben, auch generalisierende Betrachtungen, die unterschiedliche und wiedersprechende Expertisen unter einen ganzheitlichen Hut bringen.

Auch im Gesundheitsystem wirkt sich diese allgemein gültige fragmentierende Anschauungsweise aus. Auf Grund der Spezialisierungen kann es zu langjährigen Odysseen von Patienten von einem Experten zum anderen kommen. Oft wird dem Patienten gesagt, der befragte Experte sei „nicht zuständig" und der Patient wird zum nächsten Experten verwiesen, der dem Patienten die gleiche Auskunft gibt; und so weiter...

Der **‚Pflicht zur Widernatürlichkeit'**, die aus der Zerteilung resultiert, muss die **‚Pflicht zur Mitnatürlichkeit'** entgegengesetzt werden.

Für die ‚Pflicht zur Mitnatürlichkeit' bedarf es einer erweiterten Sichtweise auf die Natur. In der Natur geht es nicht nur ums Überleben (Darwinismus); Kooperationen (Symbiose und Kybernetik-Regulation) und die Koexistenz (Endosymbiose) gehören ebenso zur Natur. Diese alten, wertneutralen Qualitäten scheinen im Autopiloten vorzuherrschen. Die neuen, bewertenden Qualitäten tauchen erst mit der Entwicklung des Piloten, also durch das Denken im Vorderhirn, dem Neokortex, auf. Erst das Denken des Piloten bringt neue Qualitäten von Ethik und Moral: gut(-artig) und bös(-artig)e, schlecht, schön und hässlich, richtig und falsch hervor. Diese Qualitäten gibt es in der Natur nicht. *Auf Ethik und Moral gründet unser Rechtsystem, dessen wichtigstes Gut die Menschenwürde ist*. Die alten, wertneutralen Qualitäten des Autopiloten und die neueren wertenden Qualitäten des Piloten sind natürlich miteinander kybernetisch verbunden und bedingen sich gegenseitig.

Um eine **Mitnatürlichkeit im medizinischen Alltag – in der Diagnostik und der Therapie** zu erreichen, sollte jeder auf den Experten hören, der seinen Körper am besten beurteilen kann. Dieser beste Experte meines Körpers kann nur der sich selbst heilende Mensch sein, Ich Selbst. Über Jahre und Jahrzehnte erhielt mein Autopilot Tag für Tag und Nacht für Nacht unzählige Signale von meinem Körper. Diese unzähligen Signale konnten über Rückkopplungen mehrfach abgeglichen und geprüft werden. Die Summe dieser Signale bildet einen großen Schatz an Erfahrung und Informationen, wie mein individueller Körper funktioniert. Die enteignete Gesundheit können wir zurückgewinnen. Das gelingt über eine Bewusstmachung und verbesserte Wahrnehmung der eigenen Signale. Dann kann jeder Einzelne entsprechende individuelle Maßnahmen ergreifen und die Selbstheilung fördern.

Wir haben das **Recht auf Gesundheit.** Gesundheit kann durch Verminderung von Abhängigkeiten und Stärkung der eigenen Selbständigkeit wiedergewonnen und gestärkt werden. Dabei ist es wichtig, mit welchem Bewusstsein ich zu meiner Körperlichkeit und zu meinem Geist stehe oder meiner Körperlichkeit und meinem Geist entgegen trete.

Vertrauen zu unserem Körper – unser Selbstvertrauen

Welche Konsequenzen hat das Motto „Einfach Komplex" vom Beginn des Abschnitts 1.1 „Pilot und Autopilot" für unseren Alltag? Normalerweise werden Körper und Geist als System in einer Ganzheit gespürt und erfahren. Sowohl bei der Wahrnehmung der beschriebenen Gegensätze als auch bei der Wahrnehmung der Integration des Körpers geht es dabei auch um das Gefühl für den eigenen Körper – um das Vertrauen zu unserem Körper und damit um unser Selbstvertrauen. Der („Aber"-)Glaube an komplizierte, nicht verstehbare, fragmentierte Prozesse treibt die Menschen in Abhängigkeit von Spezialisten, Geräten und Untersuchungen. **Spezialisten, Geräte, Labor und Untersuchungen sind notwendig und werden gebraucht. Aber wir sollten die Ehrfurcht begrenzen und uns auch auf unseren Körper und seinen einfachen Mechanismen der Regulation besinnen.** Jeder Wissenschaftler ist nur ein Mensch, der nicht nur irren kann, sondern sogar Pseudowissenschaftliches oder sogar Unwissenschaftliches von sich geben kann.

Die Kehrseite von Diagnosen:

Diagnosen stellen meist Trigger für angstbehaftete Bilder dar und Angst ist nicht nur ein schlechter Ratgeber – eigentlich ist Angst gar kein Ratgeber.

Hier hilft das selbständige, kritische Denken und Bewusstsein; ganz besonders wenn man selbst betroffen ist. Auch wenn ich kein Experte für ein spezielles Gebiet bin, kann ich mir jederzeit die Frage stellen: „Wie fühlt sich diese Untersuchung oder diese Therapie für mich an?" Für jeden Menschen, der in die Situation des Patienten, des Behandelten kommt, ergeben sich aus dem gerade erwähnten dann folgende praktische Konsequenzen:

Funktion und Befindlichkeit, die Eigen-Wahr-Nehmung des Körpers sind wichtiger als Struktur und Diagnose

Versuchen Sie bei Auftreten von Beschwerden nicht so sehr einer Diagnose hinterherzulaufen oder sich von einer Diagnose (ver-)leiten zu lassen. Sie helfen sich besser, wenn Sie die Funktionen Ihres Körpers und Ihre Befindlichkeit in Ruhe und mit Distanz beobachten. Das Verhältnis zwischen apparativer Diagnostik/Diagnosen und Beobachtung der eigenen Funktionen und Befindlichkeiten sollte, wie auf S. 145 beschrieben, bei ca. 80 zu 20 liegen.

Auf Angst sollten Sie versuchen zu verzichten.

Der Käfig der Unfreiheit wird aus Angst gebaut.

Streben Sie parallel zu Diagnostik mit Labor und Apparaten eine integrierte Funktion Ihres Körpers an.

Wenn Sie von keinem Teil Ihres Körpers störende Signale wahrnehmen, dann „spüren" Sie die integrierte Funktion Ihres Körpers.

Das Gefühl der integrierten Funktion für Ihren Körper erfordert Energie und Information, die Sie durch stetiges Üben erhalten.

Wir brauchen zusätzlich zu den Experten auch Generalisten, die unterschiedliche und wiedersprechende Expertisen unter einen Hut bringen? Das kann jeder für sich als **‚der Experte des eigenen Körpers'** tun, vorausgesetzt er verfügt über ein adäquates Körpergefühl und der Gabe der Eigenbeobachtung.

Dafür kann ein Bild aus dem Yoga hilfreich sein:

Ich lebe in dem Palast meines Körpers, für den ich Verantwortung übernehme.

Zugleich ist eine adäquate Distanz zu meinen Emotionen notwendig.

Denn auch in meinem Verhältnis zu meinem Körper spielt das polyvagale vegetative System der Sicherheit, der Gefahr und der Lebensgefahr eine wichtige Rolle. Bei Gefahr und besonders bei Lebensgefahr schaltet der Mensch zwischen den Schaltkreisen der Angst, Flucht und Starre hin und her; in den Schaltkreisen des Sympathikus und des hinteren Vagus sind meine Entscheidungen von schnellem Denken beeinflusst. Das schnelle Denken ist jedoch anfällig für Selbstüberschätzung, extreme Vorhersagen und Planungsfehlschlüsse. Die Wahrnehmung von Sicherheit versetzt mich in die Lage, mit dem langsamen Denken rationale Entscheidungen für mich, für meine Gesundheit und für meine Zukunft zu treffen. (Siehe ‚ruhiger Atem-ruhiger Geist' S. 58)

«Heilen» ist eine Aktivität des Kranken mit Eigenverantwortung.

Durch die Eigenverantwortung des Kranken wird die Verantwortung des Therapeuten vermindert. Der Therapeut wird entlastet und gewinnt Kraft und Energie für die individuelle Entwicklung von Angeboten in der Diagnostik und in der Therapie.

Jeder Einzelne sollte lernen, sich zu heilen und dabei seinen individuellen eigenen Weg suchen. Die Aufgabe von Therapeuten ist die Begleitung dieser individuellen Heilungsprozesse. Das Ziel ist **Gesundheit**:

Gesundheit bezeichnet einen Prozess der Anpassung

eine Regulationsfähigkeit.

Gesundheit bezeichnet die Fähigkeit, sich auf ein wechselndes Milieu einzustellen: erwachsen und älter zu werden. Im Fall einer Verletzung oder Krankheit zu gesunden, zu leiden und in Frieden den Tod zu erwarten. [7]

Sowohl das „Gesund-werden" als auch das „Gesund-bleiben" sind aktive Prozesse, die eine Bewusstmachung der eigenen Qualitäten und der Möglichkeiten jedes Einzelnen voraussetzen. Dazu gehört auch die Fähigkeit, auf meine eigenen Kompetenzen vertrauen zu können. Es geht darum, wie wir mit unserem Bewusstsein umgehen. Eine sehr anschauliche Beschreibung über unseren Umgang mit unserem Bewusstsein – unserem Geist und der Bewusstmachung- findet sich bei Y. Harari unter der Überschrift ‚CEO oder Türsteher': „Seit Jahren lebte ich mit der Vorstellung, ich sei der Herr über mein Leben und der CEO meiner persönlichen Marke. Doch ein paar Stunden Meditation reichten, um mir deutlich zu machen, dass ich nahezu keine Kontrolle über mich selbst hatte. Ich war nicht der CEO - Ich war allenfalls der Türsteher. Ich wurde gebeten, mich an die Tür zu meinen Körper zustellen - an die Nasenlöcher - und einfach nur wahrzunehmen, was dort hereinkommt oder hinausgeht. Doch nach ein paar Momenten verlor ich meine Aufmerksamkeit und verließ meinen Posten. Diese Erfahrung eröffnete mir die Augen." [31, S. 408]

Diese Erfahrung ist sehr typisch und vielsagend; begegnet jedem bei Beginn einer „Reise nach Innen", wie zum Beispiel bei der Meditation nach der Vipassana-Technik.

Kooperierende Piloten

Wir sollten uns also folgende Fragen häufiger vor Augen führen: Wer hat die Oberhand über meinen einzigen Output-Kanal? Der bewusste, reflektierte, denkende Pilot oder der unbewusste, unreflektierte, intuitive Autopilot? Wer trägt die Verantwortung für mein Leben?

Auch wenn der Pilot im Vergleich zum Autopiloten beim Menschen sehr unterentwickelt erscheint, ist dieser Pilot beim Menschen weitaus höher ausgebildet als bei jedem anderem Lebewesen. Unsere Chance liegt darin, den Piloten in uns weiterzuentwickeln – unter Berücksichtigung unseres Autopiloten. Wenn wir das tun, werden wir erkennen, dass Überleben, Kooperation und Koexistenz das Ergebnis aufeinander abgestimmter Piloten sind.

Die Notwendigkeit von mehr Kooperation zeigt der Vergleich von künstlicher Intelligenz (KI) des selbständigen-autonomen Autofahrens mit der natürlichen Intelligenz von Autofahrern. Die KI nutzt den Vorteil der Vernetzung einzelner Computer zu einem Netzwerk. Fahren zum Beispiel zwei computergesteuerte Autos auf eine Kreuzung zu, so können beide durch Abstimmung der jeweiligen Geschwindigkeit, auch ohne weitere Verkehrsregelung zum Beispiel durch eine Ampel, ein Zusammentreffen vermeiden. Zwei Autofahrer ohne entsprechende Kommunikation fahren „auf Sicht" und müssen im Zweifel abbremsen. D. h. für unsere Praxis der natürlichen Intelligenz, dass wir durch Zusammenarbeit und Kooperation intelligenter handeln könnten. So werden wir auch eher die Vorteile der künstlichen Intelligenz für uns nutzen können; durch bessere zwischenmenschliche Koordination und Kooperation werden wir uns in die Lage versetzen, uns sozusagen mit der KI einzurichten. Denn wenn wir die KI richtig nutzen, eigenverantwortlich handeln und bemerken wann und wie wir von ihr benutzt werden, haben wir eine Chance für eine menschengerechte, eine artgerechte Zukunft. [31, S. 408]

Zusammenfassung Wir haben uns anhand des Pilot-Autopilot-Modells an die Frage „Was ist Bewusstsein?" herangearbeitet. Mit Hilfe des Lernens können wir uns in etwa die Speicherung von Programmen im Autopiloten und deren Umprogrammierung mit Hilfe der Neuroplastizität vorstellen. Wir sind uns jetzt bewusster, wie weit das Unbewusste im Vergleich zum Bewussten vorherrscht und kennen einige wenige Funktionen des Autopiloten. Uns ist klar, wie wir Zufriedenheit durch intuitives Handeln erlangen; welche große Rolle das vegetative Nervensystem (VNS) mit seinen ‚polyvagalen' Schaltkreisen unter dem Gesichtspunkt des Autopiloten spielt. Wir können lernen, durch bewusste Steuerungstechnik das ‚unwillkürliche' vegetative Nervensystem durch Biofeedback, Yoga-Atmung und andere Methoden zu beeinflussen. Wir haben uns an den Piloten/das Bewusstsein herangetastet und verschiedene Gesichtspunkte des Bewusstseins ausgeleuchtet. Das Wichtigste des bisher Erwähnten ist die Erkenntnis einer Verarbeitung und Speicherung von Information, von Daten, in Lebewesen. Zuletzt haben wir uns über individuelle Freiheit, die Entwicklung unseres Gesundheitssystems, Big Data und künstliche Intelligenz (KI) Gedanken gemacht. Über unser Bewusstsein und die ‚Pflicht zur Mitnatürlichkeit' gelangen wir zum ‚Surfen auf der elektromagnetischen Welle der Natur' mit der NetzwerkMensch-Physiologie und seiner KörperInformatik. [5][56][25][48] Lassen Sie uns nun die bisherigen Ergebnisse in Richtung der erweiterten Physiologie der KörperInformatik im NetzwerkMensch umsetzen. Diese erweiterte Physiologie beruht auf der Organisation der Ganzheit in Netzwerken mit einem ganzheitlichen Bewusstsein.

2.2 Das Konzept der KörperInformatik im NetzwerkMensch

Überall in der lebenden Welt finden wir komplexe Systeme, in denen sich Netzwerke innerhalb größerer Netzwerke befinden. So sind zum Beispiel Zellen Teile von Gewebe; Gewebe sind Teile von Organen; Organe sind Teile von Organismen; lebende Organismen sind Teile von Umweltsystemen und sozialen Systemen. Auf jeder Ebene solcher Systeme sind die Teile des Systems mit kleineren Komponenten verbunden, während sie gleichzeitig ein Teil des großen Ganzen sind. Wie sind die einzelnen Teile der Lebewesen organisiert, damit die einzelnen Teile als Ganzheit, als ein Organismus funktionieren? Nach welchen Prinzipien ist die Ganzheit der Lebewesen organisiert?

Für die Beschreibung der Ganzheit gibt es mindestens zwei unterschiedliche Sichtweisen/Perspektiven: die erste Sichtweise sieht die Welt primär als eine Ansammlung von Objekten. Die Objekte sind zwar miteinander verbunden und stehen miteinander in Beziehung. Aber die Art und Weise des in-Beziehung-Tretens ist sekundär. Diese Sichtweise wird als eine mechanistische Herangehensweise bezeichnet. Folgen wir dieser Herangehensweise, so scheint es nur logisch, Lebewesen mit dem Modell einer mechanischen Maschine zu betrachten, die bestenfalls mit ‚elektrischen Leitungen' (den Nerven) und Botenstoffen (z. B. Hormone) miteinander verbunden sind.

Für den systemisch Denkenden ist die Beziehung zwischen den einzelnen Teilen primär. Für ihn sind die Objekte selbst Netzwerke von Beziehungen, die in größeren Netzwerken eingebunden werden. Die Grenzen der erkennbaren Muster der Objekte sind sekundär. Diese Sichtweise stimmt mit der Theorie der Quantenphysik überein. Nach ihr gibt es letztlich überhaupt keine Teile, Objekte, Materie. Was wir Objekte nennen sind eher Muster in einem nicht trennbaren Netz von Beziehungen. So wird auch der Satz „Das Ganze ist mehr als die Summe der Einzelteile" nachvollziehbar. Dieses Zitat stammt ursprünglich von Aristoteles. Dieser Gedanke wurde in verschiedenen Disziplinen – unter anderem auch von der Gestaltpsychologie – aufgenommen.

KOMPLEMENTARITÄT in der Wissenschaft

Beide Sichtweisen, die primär auf Objekte und die primär auf Beziehungen bezogene, schließen einander aus. Sie sind aber je nach Situation bei der Beschreibung ein und derselben Sache, wie zum Beispiel bei der Beschreibung von Lebewesen, beide richtig und wichtig, auch wenn sie sich auszuschließen scheinen. Dieses Vorgehen ist eine Art Trick, der den Wissenschaftlern bei Einführung der Quantenphysik sehr geholfen hat: es ist die Idee der Komplementarität.

Komplementarität

„Eine wirkliche Bereicherung unseres Denkens ist [...] die Idee der **Komplementarität**. Die Tatsache, dass es in einer exakten Wissenschaft wie der Physik Fälle gibt, **die einander ausschließen und ergänzen und nicht durch die gleichen Begriffe beschrieben werden können, sondern zweierlei Ausdrucksweisen erfordern**, muss einen Einfluss – und ich denke, einen willkommenen Einfluss – auf andere Gebiete des menschlichen Handelns und Denkens haben. [...] In der **Biologie** führt der **Begriff des Lebens** schon selbst zu einer komplementären Alternative: die physikalisch-chemische Analyse eines lebenden Organismus ist unverträglich mit seinem freien Funktionieren und führt im Extremfalle der Anwendung zum Tode." [10][7]

Komplementarität ist ein Begriff für zwei (scheinbar) widersprüchliche, einander ausschließende, nicht aufeinander reduzierbare Beschreibungsweisen oder Versuchsanordnungen, die aber in ihrer wechselseitigen Ergänzung zum Verständnis eines Phänomens oder Sachverhaltes im Ganzen notwendig sind. Diesen Begriff hatte der Physiker Niels Bohr als Komplementaritätsprinzip in die Quantenphysik eingeführt und anschließend auf viele Gebiete übertragen. Der Begriff bezeichnet ein grundsätzliches „Sowohl-als-auch". Das heißt: Wir brauchen mindestens zwei **komplementäre** Aspekte in der Biologie und in der Medizin; **sowohl** die physikalisch-chemische Analyse **als auch** die Betrachtung der Funktion. Wenn wir diese gemeinsam anwenden, erhalten wir einen vollständigeren und reicheren Eindruck von Lebewesen. (siehe Seite 15 und Abb. 2)

Am *Beispiel* des Begriffs der ***Infektionskrankheit*** lässt sich die *Komplementarität* gut aufzeigen. Die Vorstellung vom Organismus als einer in sich abgeschlossenen Einheit und vom eindringenden Erreger (der Feind) ist bis heute die Grundlage der Infektionslehre. Der Erreger wird als Angreifer gesehen, der Organismus antwortet

[7] Relativierende Definition durch Wikipedia `https://de.wikipedia.org/wiki/Komplementarität)`

darauf mit einer Reaktion, mit einer Verteidigung. Das Wesen der Auseinandersetzung mit der Krankheit ist der Kampf, ein Krieg. Es handelt sich hierbei um **primitive Kampfbilder**, die dem alten **Mythos von Krankheitsdämonen** entspricht, die den Menschen überfallen: **der Dämon wurde zum Erreger**. Es geht dabei um den Kampf gegen den feindlichen Keim und um dessen Überwindung, gelegentlich auch um seine ‚Ausrottung'. Es gibt jedoch keinen einzigen wissenschaftlichen, experimentellen Beweis für diese Auffassung von Krieg und Kampf. Und doch ist der Gedanke des Überlebens des Stärkeren nach der Lehre von Darwin berechtigt. L. Fleck weist darauf hin, dass „überall der Krankheitsdämon bei der Geburt des neuzeitlichen Infektionsbegriffes spukte; den Forschern sich unabhängig von allen rationalen Gründen aufzwang." [21]

Nach Gradmann geht es in der Physiologie um den Begriff der „harmonischen Lebenseinheit", „die dadurch gekennzeichnet ist, dass die Teile einander in ihrer Tätigkeit ergänzen, dass sie gegenseitig voneinander abhängen und durch ihr zusammenwirken ein lebensfähiges Ganzes bilden." Beispiele sind Symbiose und Gene, die DNS anderer Spezies aufgenommen haben u.v.m. Der Begriff des biologischen Individuums verändert sich dabei je nach dem Untersuchungszweck: „für manche Untersuchungen ist die Zelle das Individuum, für andere der Zellenstaat, für andere eine Symbiose, oder ... ein ökologischer Komplex", oder die Erde – das Universum. Unter Berücksichtigung dieser Aspekte erscheint „der Mensch als ein Komplex, zu dessen harmonischem Gedeihen zum Beispiel viele Bakterien unumgänglich notwendig sind: die Darmbakterien für den Stoffwechsel, viele Schleimhautbakterien zur normalen Funktion der Schleimhäute." [3] Unter Berücksichtigung der vorgenannten beiden Aspekte, dem darwinistischen und dem kooperativen Aspekt für Infektionskrankheiten, empfiehlt es sich, mit Infekten in anderer Weise als bisher umzugehen.

Ein weiteres Beispiel für Komplementarität ist die ***Endosymbiose***. Das Ignorieren der Endosymbiose führt zum Übersehen eines wichtigen Aspekts der Zivilisationskrankheiten von Diabetes mellitus bis Krebs: betrachtet man diese Erkrankungen als *(sekundäre) mitochondrale Erkrankungen*, eröffnen sich sehr erfolgreiche zusätzliche Therapieoptionen.

Menschen mit schlecht funktionierendem mitochondralen Stoffwechsel – unter anderem durch Gifte und Medikamente – haben eine verminderte Immunität und eine eingeschränkte Regulation. Somit sind diese Menschen wesentlich anfälliger und eher von Umwelteinflüssen und Infektionen betroffen.

Viele Menschen schädigen ihre Regulation und ihre Mitochondrienfunktion durch regelmäßige Genussmittel (Alkohol, Zigaretten ...), ungesunde Nahrung und Verhalten, mangelnde körperliche Aktivität, sowie durch Einnahme von mehreren Medikamenten (z.B. durchschnittlich fünf allopathische Medikamente auf Dauer). Solch vorgeschädigte Menschen sind erheblich anfälliger zu erkranken. Wenn ein Mensch mit seinen Vorschäden krank geworden ist und beispielsweise im Krankenhaus auf Krankenhauskeime trifft, ist das Risiko von Komplikationen deutlich erhöht. Es kommt also in erster Linie nicht auf den Erreger einer Infektion an; ein wichtigerer Punkt ist entscheidend: es sind die allgemeine Lebensweise und die Vorerkrankungen, kurzum: wie gut ist die Mitochondrienfunktion? Dafür kann jeder sehr viel selber tun und hat damit die Verantwortung dafür! [47]

So wie der Körper aus einzelnen Organen zusammengesetzt ist, so besteht jede Zelle aus Organellen. Die bekannteste Organelle der Zelle ist der Zellkern, weniger bekannt ist das Ribosom mit seiner Produktion von Eiweißmolekülen nach dem Code der „Messenger-RNA“. Mitochondrien sind winzige „Zellorganellen“, die auch als „Kraftwerke der Zelle“ bezeichnet werden. [66, Abschnitt Mitochondrien] Sie kommen in fast allen menschlichen Zellen vor. In ihnen finden zentrale Stoffwechselvorgänge statt, unter anderem in der sogenannten Atmungskette. Über diesen Prozess gewinnt der Körper unter Verbrauch von Sauerstoff aus zum Beispiel Zucker (Glucose) oder Fettsäuren etwa 90 Prozent der Körperenergie (oxidative Phosphorylierung). Unter einer Mitochondriopathie wird eine Erkrankung mit Funktionsstörungen der Mitochondrien verstanden. Eine primäre angeborene Mitochondriopathie tritt meist im Kinder- oder frühen Erwachsenenalter auf. Einige Patienten haben nur milde Symptome wie z. B. Muskelschwäche bei Anstrengung. Andere leiden an schweren Schädigungen des Nervensystems. Bei einer vererbten, genetischen, primären Mitochondriopathie sind die Eiweiße (Proteine), die an der Atmungskette beteiligt sind nicht voll funktionstüchtig. Daher wird nur relativ wenig Energie gewonnen. Grund dafür sind Veränderungen im Erbgut (Mutation). Das beeinträchtigt wie auch bei der sekundären Mitochondropathie vor allem Organe, die viel Energie benötigen. Dazu zählen unter anderem das zentrale Nervensystem mit dem Gehirn und den Nerven, und die Muskeln.

Die erworbene Form der Mitochondropathie wird im Allgemeinen nicht anerkannt. Mit der sekundär erworbenen Erkrankung der Mitochondrien lassen sich die „Zivilisationserkrankungen" leichter verstehen. Hierbei spielt sowohl für die Diagnostik als auch für die Therapie das Gleichgewicht zwischen Radikalen und den Radikalfängern eine zentrale Rolle. Ein Ungleichgewicht in der „Radikalszene" mit einem Überschuss an Radikalen schädigt die Mitochondrien. Diese „Radikalszene" wird von unserer Umwelt stark beeinflusst; damit ist gleichzeitig der Mechanismus der Epigenetik beschrieben. Die sekundäre Mitochondropathie umfasst zusätzlich zu den Funktionsstörungen der Eiweißmoleküle alle Strukturen des Mitochondriums: die Membranen, die Stoffe, die bei dem Elektronentransport beteiligt sind u.v.m.

In der gedachten ersten Generation handelt es sich um eine erworbene und erst in den folgenden Generationen um eine ‚primär'-genetische Mitochondropathie. (s. Abb. 18) Durch die angeborene M. werden die Unterschiede der Anfälligkeit für eine erworbene Mitochondropathie verständlich. Wir werden mit vererbten Mitochondropathien unterschiedlicher Stärke geboren. Bei den meisten Menschen sind diese Störungen so gering, das sie über lange Zeit kompensiert werden. Erst durch die Belastungen der im Ablauf unseres Lebens hinzukommenden Störungen dekompensiert das System und das Ausmaß der erworbenen Mitochondropathie zeigt sich durch entsprechende Symptome.

Die komplementäre Sicht, also die Mischung beider Formen der Mitochondropathie hilft uns in der Beurteilung und Einteilung von Krankheit und bei der Therapie weiter. Dies erklärt auch die großen Unterschiede im Ausmaß der Schwere von Erkrankungen durch erworbene Mitochondropathien. Die Schwere hängt von zuvor

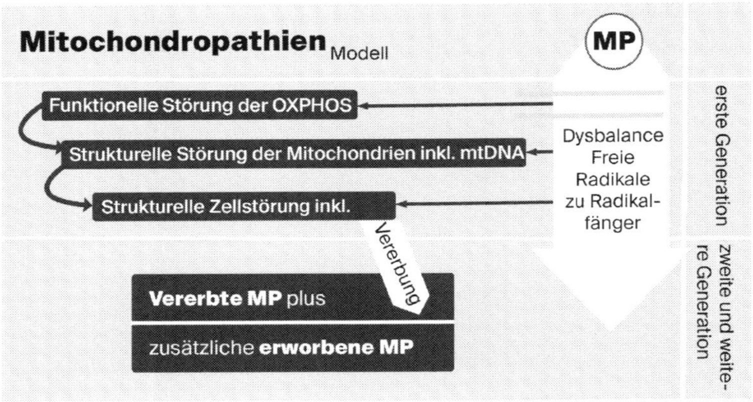

Abbildung 18: Mitochondropathie

bestehenden angeborenen und bis dahin kompensierten Mitochondropathien ab. Wenn man die *Endosymbiose* mit den darauf aufbauenden erworbenen mitochondralen Funktionsstörungen ignoriert, übersieht man einen wichtigen Aspekt der Zivilisationskrankheiten von Diabetes mellitus bis Krebs: werden diese Erkrankungen komplementär als Kombination von primärer und sekundär mitochondrale Erkrankung betrachtet eröffnen sich sehr erfolgreiche zusätzliche Therapieoptionen.

„Einfach komplex" im Alltag – Eine Hilfe zur besseren Naturbeschreibung

Wenden wir uns allgemeinen Grundlagen der Biologie und Medizin zu, können wir durch eine komplementäre Sicht die Natur besser beschreiben. Wir brauchen mindestens zwei **komplementäre** Aspekte in der Biologie und in der Medizin; **sowohl** die physikalisch-chemische Analyse **als auch** die Betrachtung der Funktion. Wenn wir diese gemeinsam anwenden, erhalten wir einen vollständigeren und reicheren Eindruck von Lebewesen. Einen Schritt weiter – allgemeiner – können wir für die Naturbeschreibung die Sicht von Prigogine [52] anwenden: Sowohl die mechanische Newtonsche

Dynamik als auch die Thermodynamik, bis hin zu den Strukturen, die selbst als dynamische Strukturen bezeichnet werden (dissipative Strukturen wie beispielsweise psychische Strukturen/Kapitel 1.4.2 in NM) – sind allein stehend nicht hinreichend, um die dynamische Wirklichkeit der Lebewesen zu beschreiben. Dazu müssen wir mindestens alle drei dieser Ebenen bzw. Schichten zugleich und gemeinsam betrachten. Keine steht für sich allein im Organismus, weder die mechanische (Newton- sche Mechanik), noch die biochemische (Thermodynamik) oder die psychische Ebene (als ein Beispiel für dissipative Strukturen). Und jede einzelne dieser Betrachtungsebenen hat ihre Berechtigung. Diese Art der Betrachtung bezeichnen wir als eine komplementäre Sichtweise: wir benötigen mindestens diese drei Darstellungen, die sich durchaus auch widersprechen können, um lebende Systeme zu beschreiben. [66, S. 21]

Im Verlauf des bisherigen Buches haben wir mehrfach das Motto „Einfach Komplex" erwähnt (S. 65, 127, 133). Welche Konsequenzen hat diese Aussage für unseren Alltag? Der (Aber-)Glaube an komplizierte, nicht verstehbare Prozesse, treibt Menschen zusammen mit dem geminderten Gefühl für den eigenen Körper – das Vertrauen zu unserem Körper und damit unser Selbstvertrauen - in Abhängigkeit von Spezialisten/Geräten/Untersuchungen. Auch hier erkennen wir ein weiteres Beispiel der Anwendung der Komplementarität. Spezialisten, Geräte und Untersuchungen sind notwendig und werden gebraucht. Aber wir sollten die Informationen und Ergebnisse dieser Untersuchungen gegen unser Körpergefühl abwägen, um Entscheidungen treffen zu können, die wir rückblickend als richtig und für uns erfolgreich wahrnehmen. Alle Untersuchungsergebnisse von EKG bis Kernspin (MRT) sind immer nur wichtige Hilfsmittel, die uns schneller an das Ziel bringen können. Sie sollen ca. zu 20 % an unseren Entscheidungen beteiligt sein. 80 % sollten vom ‚Experten des Körpers' – dem Patienten beeinflusst werden.

Kleine Hilfestellung zur Entscheidungsfindung vor therapeutischen Maßnahmen und Eingriffen: Ist die Indikation gerechtfertigt – ist die geplante Maßnahme angezeigt? Stimmt die Indikation in meinem speziellen Fall? Was wird wie therapiert? wiederholte Gegenkontrolle mit Bezug zu meiner speziellen Indikation. Welche Folgen und mögliche Nebenwirkungen können in welcher Häufigkeit auftreten? Wie groß ist die Wahrscheinlichkeit für eine Verbesserung durch die geplante Maßnahme? Wie ist die Lebensqualität während und nach der geplanten Therapie?

Die Idee der Komplementarität führt dazu, dass viele meiner Kollegen wie ich unter Anwendung der konventionellen Medizin gemeinsam mit Methoden ganzheitlich-naturheilkundlicher Verfahren **komplementär** vorgehen; eine **wahrhaft komplementäre Medizin** betreiben. Welches Label, welchen Namen, ob ganzheitlich, komplementär oder integrative Medizin diese Art der Diagnostik und Behandlung hat, ist nicht wichtig. Wichtig ist mir jedoch, für diese Art der Medizin eine wissenschaftliche Grundlage zu haben.

Die komplementäre Vorgehensweise im Alltag

Daniel Kahnemanns Buch „Schnelles Denken, langsames Denken“ ist ein sehr einflussreiches Werk unserer Zeit. Es bildet die Grundlage der Verhaltensökonomie. Nicht umsonst wurde für dieses Werk der Wirtschaftsnobelpreis 2001 vergeben. Das Buch hat einen großen Einfluss darauf, wie unser aktuelles Verständnis des menschlichen Gehirns betrachtet wird. In seinem Buch zeigt Kahneman auf, wie wir Entscheidungen fällen, warum manche Fehlurteile so häufig auftreten und worauf wir bei unserem Entscheidungsprozess in der Zukunft achten sollten.

Beruhigend ist deshalb das Zitat von Daniel Kahnemann am Ende seines Buches: "Bis auf einige Effekte, die ich überwiegend auf mein Alter zurückführe, ist mein intuitives Denken heute noch genauso anfällig für Selbstüberschätzung, extreme Vorhersagen und den Planungsfehlschluss wie vor meinen Studien über diese Themen." Der Lösungsvorschlag von Daniel Kahnemann in seinem Buch: wir sollten beide Systeme besser beobachten und miteinander verknüpfen, dann würden viele unserer Entscheidungen besser ausfallen. Im besten Falle kann der Kopf-Verstand die Bauch-Intuition überprüfen und dann entsprechend ersetzen oder ergänzen. Wir sollten beide Systeme, die uns für Problemlösung und Entscheidung zur Verfügung stehen, komplementär nutzen.

Wie die komplementäre Vorgehensweise aussieht zeigen uns einige wichtige Sätze vom Beginn dieses Buches, die wir nun mit den Gedanken vom Auto-Pilot verbinden:

> Meine mir selbstverständliche Ganzheit wird mir als gestört bewusst, wenn ein Teil oder eine Funktion sich nicht mehr in das Ganze einfügt und das System ins Stolpern gerät. *Dies ist das Zeichen, dass der Autopilot ins Stolpern geraten ist und das Eingreifen des komplementären Piloten notwendig wird.* Dann müssen die Fragen geklärt werden: Welche Maßnahme oder Handlung fehlt dem Körper, um integriert funktionieren zu können? Was ist an den Bedingungen für den Körper zu verändern, damit er wieder als Ganzheit wahrnehmbar wird? *Dies sind Aufgaben des Piloten.*

Die Umprogrammierung des Autopiloten

Ich hatte mir vorgenommen mehr Bewegung in meinen Alltag zu integrieren. Dazu hatte ich überlegt, morgens auf dem Weg zur Praxis die vier Treppen zu steigen statt den Fahrstuhl zu benutzen. Mein *Autopilot* hat mich automatisch in den Fahrstuhl getrieben und erst im 4. OG beim Aussteigen fiel mir mein Vorhaben wiederholt ein. Das Programm ‚Fahrstuhlfahren' war anscheinend sehr fest einprogrammiert. Nach mehrfachem ärgerlichem Aussteigen im 4. OG an mehreren Tagen, schaffte mein Pilot, die Treppe statt den Fahrstuhl auszuwählen. Nach wenigen Tagen Pilot-gesteuerten Treppensteigens war die Umprogrammierung vollzogen und der Autopilot wählt seitdem automatisch jeden Morgen die Treppe. Es scheint mir jetzt, als existiere der Fahrstuhl gar nicht mehr.

Das Prinzip dieser Vorgehensweise – der Umprogrammierung – ist folgendes:

1. Feststellen einer Störung, bzw. eines Wunsches für eine Änderung. Was stört mich? Was wünsche ich bei mir zu ändern?
2. Beobachtung des Autopiloten: wo und wann bedarf es einer Änderung?
3. Umprogrammierung des Autopiloten: Einüben des neuen Programms (Grundlage ist die Neuroplastizität – Doidge) [15]

Komplementäres Vorgehen bei Diabetes mellitus

Eine Anwendung bei einer Erkrankung ist das Beispiel der Zuckerkrankheit - Diabetes mellitus.

1. Nach Leitlinien der konventionellen Schulmedizin wird die Zuckerkrankheit primär als Problem der Bauchspeicheldrüse und des von ihr produzierten Hormons Insulin angesehen. Dies lenkt den Fokus der Erkrankten auf das Insulin und auf dessen Produktion. Tatsächlich geht es bei der Zuckerkrankheit aber primär um eine Stoffwechselstörung im Zucker- und Kohlenhydrat-Haushalt der Zellen. Beobachte ich den Stoffwechsel-Autopiloten werde ich feststellen, dass der Zuckerspiegel im Blut stark von der Ernährung mit mehr oder weniger Zucker und Kohlenhydraten abhängt.[8]
2. Werden die vorgenannten Tatsachen zusammengefasst, ergibt sich die Notwendigkeit, bei der Ernährung auf eine Begrenzung der Kohlenhydrate zu achten. Der Wunsch betrifft also eine Veränderung meiner Essgewohnheiten bezogen

[8] In „NetzwerkMensch-Information, Energie, Materie" auf Seite 39 im Abschnitt 1.2.3 „Mitochondrien als kybernetische Schnittstelle" habe ich auf den Stoffwechsel der Kohlenhydraten/des Zuckers und Mitochondrien hingewiesen.

auf Kohlenhydrate (KH). Dies kann ich in der Eigenbeobachtung mit Hilfe des Werkzeugs des ‚Autopiloten für die Nahrungsaufnahme' relativ emotionslos feststellen.

3. Mit meinem Piloten gebe ich mir mit Hilfe weiterer Information selbst Anweisungen zur Reduktion der KH in meiner Nahrung. Dazu informiere ich mich über schnellere und langsamere KH sowie über den KH-Gehalt einzelner Nahrungsmittel,

4. Nach wenigen Tagen bis Wochen der Übung in einem Lernprozess wird die Umprogrammierung des Autopiloten für die Nahrungsaufnahme mit geringeren Kohlenhydraten vollzogen sein und mein Essverhalten kann jetzt den Stoffwechsel in eine gesündere Entwicklung steuern. Durch Anpassung an das neue Verhalten fällt im Nachhinein die Umstellung nicht mehr auf.[9]

Die Arbeit mit dem Werkzeug ‚Auto-Pilot' ermöglicht eine Distanzierung zu Problemen, die belasten und Angst fördern. Die Distanzierung ist damit die Voraussetzung, eine Lösung zu finden; sei es der Wunsch abzunehmen, Beziehungsprobleme, Krankheit mit angsteinflößenden Diagnosen etc. Durch die Vergrößerung der Distanz zu den Problemen, vergrößert sich die Chance der emotionsfreien Beobachtung und damit eine Reduktion der Angst. Über die polyvagalen Funktionen des vegetativen Nervensystems ist die Kommunikation zwischen Körper, Geist und Umwelt ausgeglichener. Das vergrößert die Anzahl an Optionen, die zur Verfügung stehen. Größere Wahlmöglichkeiten entsprechen einer größeren Freiheit; damit kann sich ein sichereres Gefühl einstellen, um langsamer zu denken. So wird damit leichter die Lösung von Problemen gefunden. Im integrierten Modus des Autopiloten, in dem ich mich stärker als Ganzheit wahrnehme, wird Energie gespart, die der Pilot für neue Aufgaben nutzt. Jetzt können Pilot und Autopilot in klassisch quantenphysikalischer Weise komplementär zusammenwirken. So leicht, wie gerade beschrieben, ist die praktische

[9] Nicht nur die Zuckerkrankheit, sondern alle chronisch-degenerativen Krankheiten bis hin zu Krebs werden durch die KH-Reduktion positiv beeinflusst.

Umsetzung **des komplementären Vorgehens von Pilot und Autopilot bei Krankheit nicht. Wir brauchen viel Geduld und viel Übung.**

Werden die vorgenannten Erkenntnisse in ein humanes System, in ein menschliches Konzept zusammengefasst, so entsteht eine neue Sicht auf den Menschen und dessen Physiologie. Daraus ergeben sich erhebliche Konsequenzen für Diagnose und Therapie. Ein neues Konzept: das Modell der NetzwerkMensch-Physiologie

Erweiterung wissenschaftlicher Grundlagen: Die integrative Physiologie

Diese vier Erkenntnisse, die unseren Alltag und die Wissenschaft betreffen, fielen mir auf.

1. Derzeit wird mehr als ein Viertel des Bruttosozialprodukts der Industrienationen direkt oder mittelbar mit Technologien erwirtschaftet, die auf *Anwendungen des Wissens der Quantenphysik* basieren. Dies sind die Produkte der Elektronikindustrie (z. B. Kommunikationstechnik, Computer, MRT, etc.).

2. Ein neu entstandener Bereich der Wissenschaft beschäftigt sich bereits heute mit quantenphysikalischen Prozessen in der Biologie: die *Quantenbiologie.* [42]

3. *Muster in Lebewesen von der Biochemie bis zum Denken und Muster in der vom Menschen geschaffenen Elektronik* sind zu einem großen Teil identische Muster. Die Erneuerungen, die unseren Alltag so enorm verändern, beruhen unter anderem auf der Erkenntnis vergleichbarer Muster (Algorithmus)[10] in Lebewesen und in elektronischen Maschinen wie zum Beispiel im Computer.

[10] Ein Algorithmus ist eine methodische Abfolge von Schritten, mit deren Hilfe Berechnungen angestellt, Probleme gelöst und Entscheidungen getroffen werden. Sie bilden spezifische Muster. Zum Beispiel ein Kochrezept, in einem Automaten wie ein Café-Automat, in der Produktion von Gütern....

4. Die auf Elektronik aufbauende *Künstliche Intelligenz (KI/AI)* ist heute bereits im Alltag eingebunden und gilt als wichtigste Technologie der kommenden Jahre.

Diese vier Erkenntnisse führten mich zu dem Gedanken, dass ähnliche oder sogar fast identische elektronische Funktionen auch in Lebewesen und dann auch in der Medizin angewandt werden können. Dann wären diese Erkenntnisse zusammengenommen wichtige Hinweise: eine Erweiterung der Medizin für neue menschliche, humanistische Wege und Gedanken ist möglich und notwendig. Die Projektion unseres Alltags- und Forschungswissens der heutigen Elektronik auf lebendige, natürliche Systeme kann – so meine These – unseren Blick und unser Bewusstsein erweitern; Im Sinne der ‚Pflicht zur Mitnatürlichkeit' – im humanistischen Sinn transzendieren.[11] Zum einen werden wir hierdurch darauf aufmerksam, dass die Funktionen der Verarbeitung und Speicherung von Informationen notwendiger Teil unseres Lebens sind. Zum anderen bietet diese neue Perspektive auch die Möglichkeit, eine alternative Sicht auf wissenschaftliche und alltäglich akzeptierte, teilweise dogmatische „Fakten" wie über die Evolution, die Genetik, das Verhältnis zwischen Materie, Energie und Information sowie auf eine zirkuläre Kausalität der Natur zu entwickeln. Gleichzeitig wird die erweiterte Perspektive uns helfen, der Definition vom Bewusstsein näher zu kommen. Bei dieser Überlegung ist das elektromagnetische Feld Zentral: es ermöglicht einen Zugang sowohl zu materiellen als auch zu feinstofflichen Feldern. Diese Verbindung lässt auch ein neues, wissenschaftliches Verständnis von dem oft intransparenten und unklar gebrauchten Konzept der Feinstofflichkeit und energetischen Feldern zu.[12]

[11] Der Transhumanismus hat nichts mit Humanismus zu tun. „Transhumanistische Technologien gehen nahtlos in totalitäre Überwachungspraktiken über. ...Sowohl in der Militärtechnologie als auch im Transhumanismus geht es im Kern um die technologische Beherrschung und Kontrolle des Todes, wobei immer nur die anderen sterben sollen."(S. 251-255) ...deren Menschenwürde nicht beachtet wird. FN 76

[12] dazu auch der Artikel „Die Wissenschaft der Feinstofflichkeit" auf der Webseite `https://netzwerkmensch.net/wp-content/uploads/2018/11/Die-Wissenschaft-der-Feinstofflichkeit.pdf`

Die *NetzwerkMensch-Physiologie* beruht auf vier Pfeilern:

1. *Systemisches Denken* in der Medizin: Kybernetische Grundlagen und Grundlagen der Netzwerk-Wissenschaften, sowie die „Wissenschaft der Feinstofflichkeit".
2. *gekoppelte schwingende Systeme* der Lebewesen: Netzwerke in Netzwerken... und deren „In Beziehung-treten"
3. die *Wirkung des natürlichen elektromagnetischen Feldes* in Lebewesen als wichtige wissenschaftliche Erklärung der ganzheitlichen Vorgänge [5][56][48][25]
4. *Muster* in Lebewesen *erkennen*, die in einer Anamnese mit aktivem Zuhören integriert werden und eine schnelle Diagnose und Therapie ermöglichen.

Die Grundlage von schnellem und langsamen Vorgängen im Körper, sowohl beim Denken, beim Fühlen, bei unseren Handlungen-sogar im Stoffwechsel ist das EMF, das durch seine Lichtgeschwindigkeit die notwendige Schnelligkeit für die superschnellen Prozesse hat. Wir nennen die langsamen Prozesse elektrisch und vergessen, dass überall wo Ladung fließt, also in jedem elektrischen Leiter – also auch in jedem Nerv, in dem ein Strom fließt – ein EMF induziert wird. Auch mit einem schnellen Auto (mit dem EMF) kann ich ebenso auch langsam fahren – aber mit einem langsamen Auto werde ich niemals schneller sein. Das heißt die Grundlage sowohl für langsame als auch für schnelle Prozesse im Körper ist das EMF.

2.3 ‚Schnelles und langsames Denken' im polyvagalen vegetativen Nervensystem

Das Prinzip ‚schnelles und langsames Denken' [41] ist weit umfassender und — GRUNDLEGENDER — und ist im Kontext mit dem *EMF* zu betrachten. Dieses Prinzip betrifft nicht nur das Denken, die Psyche und nachfolgend das Marketing sowie die Wirtschaft. Es ist grundlegender und trifft für den gesamten Körper zu: zum Beispiel bei der Betrachtung des VNS unter dem Aspekt der polyvagalen Theorie. [51] Bei Unsicherheit und (Lebens-)Gefahr sind wir auf schnelles Handeln und schnelles Denken angewiesen. Erst in einem Umfeld, das innere Sicherheit spüren lässt, ist eine Kommunikation unter Anwendung des langsamen Denkens möglich. Auch der physische, körperliche Autopilot, der unsere Motorik und den Stoffwechsel selbstregulierend organisiert, wird über das EMF des Körpers und mit langsamen und schnellen Handlungen erklärt.

Langsames Kopfdenken im Piloten wird bei der Wahrnehmung von Sicherheit mit den Schaltkreisen des vorderen neueren Vagus/Parasympathikus bewerkstelligt. Schnelles Bauchdenken im Autopiloten wird bei der Wahrnehmung von Gefahr, Lebensgefahr und Angst mit den Schaltkreisen des Sympathikus und des hinteren Vagus eingesetzt. **Der Antagonist der Angst ist die Sicherheit.** Bei Angststörungen werden durch therapeutische Maßnahmen, deren Konzentration auf die Analyse der Angst konzentriert sind, unter Umständen Ängste verstärkt. Dies wäre in der Therapie kontraproduktiv. Die Konzentration auf Maßnahmen, welche die Sicherheit vergrößern und verstärken, könnte hilfreicher sein.

Alleine die Präsentation der polyvagalen Theorie mit deren Vernetzungen mit der Wahrnehmung, dem Denken und dem Handeln zeigt häufig dem Patienten, wo er steht, was geschehen ist und welche Lösung möglich ist.

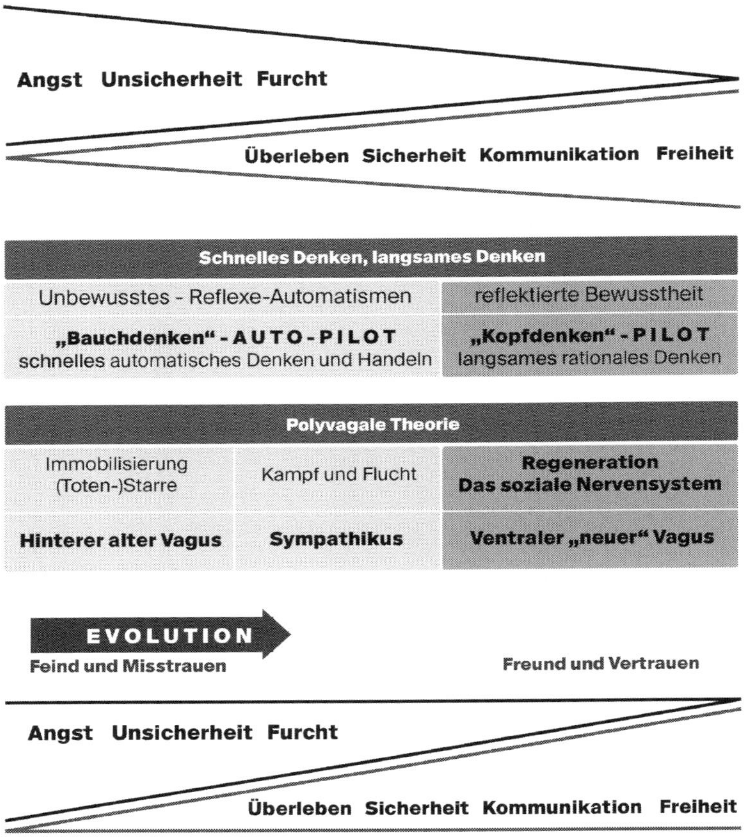

Abbildung 19: Tabelle das Polyvagale Nervensystem, schnelles und langsames Denken nach Kahnemann etc. korrelieren mit dem Auto-Pilot-System von NetzwerkMensch

Aus „langsames Denken, schnelles Denken" wird: ‚langsame Prozesse, schnelle Prozesse' und in einem nächsten Schritt aus kybernetischer Sicht: zeit-verzögerte und zeitnahe Reaktion/Rückkoppelung=Feedback auf allen Ebenen der Lebewesen. Dadurch kann mit einem einfachen Prinzip, eine einfache grundlegende Regel in den komplexen Systemen der Lebewesen dargestellt werden.

Ein mitnatürliches Bewusstsein für eine friedliche mitmenschliche Zukunft

Mit dem Bewusstsein vom bio-logischen System

In unserem Autopiloten des NetzwerkMensch treffen viele Begriffe und Vorgänge aufeinander, die wir in ‚NetzwerkMensch – Information, Energie, Materie' beleuchtet haben: Information, Energie, Teilchen und Felder des Elektromagnetismus; Kybernetik, Selbstorganisation der Selbstorganisation (die Kybernetik 2. Ordnung) und vernetzte Strukturen sowie statische und dynamisch-dissipative Strukturen. Zusammenfassend bezeichne ich vorgenannte Begriffe und Vorgänge als die ‚Wissenschaft der Feinstofflichkeit' (s. Artikel auf der Webseite `https://netzwerkmensch.net`).

Mit denselben Begriffen und Vorgängen, als ein System dissipativer Strukturen, kann die Welt der Datenverarbeitung aus dem Buch von S. Zuboff beleuchtet und beschrieben werden: Information, Energie, Teilchen und Felder des Elektromagnetismus; Kybernetik, Selbstorganisation der Selbstorganisation (die Kybernetik 2. Ordnung und Entwicklung der KI), vernetzte Strukturen sowie statische und dynamisch-dissipative Strukturen.

Zusammenfassend können in beiden Fällen die vorgenannten Begriffe und Vorgänge als eine ‚Wissenschaft der Feinstofflichkeit' bezeichnet werden. Dies ist die Verbindung zwischen den Vorgängen in unserem Körper und der Datenverarbeitung der Maschinerie der neuen technischen Errungenschaften. Durch diese Verbindung zwischen Körper und Datenverarbeitung wird die Gefährlichkeit für unsere innersten und individualen Gefühle und Wünsche deutlich. Hier öffnet sich durch die möglichen Resonanzen ein Zugriff der maschinellen Datenverarbeitung auf das Denken und Fühlen der Menschen. Dieser Zugriff bedeutet Gefahr, wenn er in den Händen von undemokratischen Biokratie-Anhängern liegt. Auf Grund einer transhumanistischen Überzeugung sehen Biokraten das Modell des Computers für den Menschen als Realität an.[13] Es gibt aber durchaus wenn auch feine Unterschiede: Lebewesen sind keine

[13] Hinweis auf die drei Schlüsselfragen von Y. Harari aus „Homo Deus" S. 536 und meine Antworten am Ende des Kapitels 1.3 Dataismus und Alltag

Maschinen, auch keine elektronischen. Man sollte nicht das Modell der Realität mit der Wirklichkeit selbst verwechseln. Diese Maschinen werden von denen, die sie verkaufen wollen in den Himmel gelobt und den Kunden wird suggeriert, dass die KI alles können werde und immens erfolgreich sei. „Die kulturelle Phantasie, dass wir unser Leben bald mit künstlich geschaffenen Menschen teilen, die Gehirne wie wir besitzen, Menschen, die nicht nur wie wir denken, sondern sich auch bewegen und fühlen wie wir, hält unsere kollektive Imagination nach wie vor in Bann.“ [17] Diese Imagination wird durch unglückliche Wortwahl gefördert. „Ein Programm einen ‚Experten' zu nennen sei genauso irreführend wie wenn man es ‚intelligent' nenne oder sage ‚es versteht'. Diese falsche Darstellung mag zwar nützlich sein für jene, die Forschungsmittel bekommen oder derartige Programme verkaufen möchten, sie kann aber bei denen, die sie verwenden wollen, unangebrachte Erwartungen wecken. [64] „Für Dreyfus[14] ist die KI eindeutig an ihr Ende gelangt, weil der Geist kein Computer ist, der algorithmische Operationen durchführt, und weil die Maschine, ganz gleich, mit wie vielen Regeln und Fakten man sie füttert, nie zum Leben erwachen wird und sein wird wie wir, weil das menschliche Gehirn so eben nicht funktioniert. Für Dreyfus gehören der ganze Körper und seine Bewegungen notwendig zu den geistigen Prozessen.“ [35, S. 236]

Nur ein mitnatürliches, mitmenschliches (humanes) Bewusstsein kann uns vor Fehlschlüssen schützen. Der Widerstreit zwischen wankender Gewissheit und wohlformulierten Zweifel hilft uns Grenzen zu ziehen. Zum Beispiel, um zwischen selbstbestimmten Handeln und der fremden Kontrolle sowie der Steuerung unseres Verhaltens von außen klar unterscheiden zu können.

[14] Hubert Dreyfus, geb. 1929, Professor für Philosophie an der Universität von Kalifornien, Berkeley. Berühmt geworden ist er durch seine kritische Auseinandersetzung mit der Künstlichen Intelligenz, ... durch seine Interpretationen von Husserl, Sartre und Foucault. ... einer der besten Heidegger-Kenner weltweit. Dreyfus war Mitglied der American Academy of Arts and Sciences und Träger zahlreicher Auszeichnungen. Er starb am 21. April 2017. `https://www.suhrkamp.de/autoren/hubert_dreyfus_14432.html` (27.10.2020)

Dabei ist auch zu bedenken, wann der Übergang zu totalitären Strukturen vollzogen und die Grenze der Demokratie überschritten ist – ab wann ist der Verlust der Demokratie nicht aufzuhalten? Diese Überlegungen stehen in direktem Zusammenhang mit Gesundheit und Krankheit. Was ist zu tun, um die Bedingungen für mehr Gesundheit zu schaffen?

Kranke Gesellschaft – Kranke Menschen

Wir sollten zunächst die verheerenden Auswirkungen des Industriekapitalismus auf die Lebewesen und die gesamte Natur mit konzentrierter Bewusstheit anschauen. [2] Folgen des Umweltwandels durch die Industrialisierung sind zum Beispiel Giftbelastungen, die in die Körper der Lebewesen über die Nahrungsnetze/-ketten getragen werden und zu einer Zunahme chronischer Erkrankungen führen, der Klimawandel mit der daraus resultierenden Zunahme von Infekten, Hunger durch Misswirtschaft von Konzernen (Beispiel industrielle Fleisch- und Nahrungsproduktion). Das Ausmaß des Umweltwandels, der Umweltzerstörung, ist den meisten Menschen noch nicht richtig bewusst. Ernsthafte Bemühungen diese Auswirkungen kompensierbar zu machen, sind bisher nicht sichtbar.

Im Menschen gibt es unterschiedliche Arten von Schutzmauern, um eine harmonische ausgeglichene Funktion der unterschiedlichen Autopiloten zu gewährleisten. Die Schutzmauer unserer Immunität schützt unseren motorischen Autopiloten und den des Stoffwechsels. Die Immunität wird zu einem großen Teil durch die Schleimhäute von Lunge und Darm dargestellt – wie z. B. die ‚darmassoziierte Immunität'. Die Gifte aus der Umwelt nagen an den Mauern unserer Immunität, zerstören sie systematisch und reißen sie schließlich nieder. Dieser Prozess ist die treibende Kraft der Epidemie chronischer Erkrankungen von Allergien bis zur Krebserkrankung. Künstlich hergestellte Substanzen (z.B. Plastik) und deren Abbauprodukte haben hormonähnliche Wirkungen. Sie wirken mit an der Reduzierung der Artenvielfalt in der Tierwelt und unterstützen beim Menschen den Rückgang der Fähigkeit zur Fortpflanzung (Fertilität).

In gleicher Weise dringen die Manipulationen der Digitalisierung in den Autopiloten unserer Gedanken und Emotionen. Auch der Autopilot unserer Gedanken und unserer Gefühle schützt sich vor Umwelteinflüssen: durch unseren Willen, unsere Wünsche, unser Hoffnungen - unser innerstes Selbst.

Manipulationen unseres Verhaltens halten uns im Modus von Kampf, Flucht, Starre und Shutdown des vegetativen Systems. Die Mauern, die dabei zerstört werden sind die Mauern unsers Willens, unserer innersten Wünsche und Hoffnungen. Sie führen zu Veränderungen im Autopiloten des Denkens, Fühlens und unseres Erinnerns.

„Denken und Erinnern sind die menschliche Art und Weise, Wurzeln zu schlagen, den eigenen Platz in der Welt, in der wir alle als Fremde ankommen, einzunehmen. Was wir Person oder Persönlichkeit nennen, entsteht aus diesem wurzelschlagenden Denkprozess. Ein denkendes Wesen weiß mit sich zu leben, es gibt sich Grenzen zu dem, was es sich zu tun erlauben darf, und diese Grenzen werden nicht von außen aufgezwungen, sondern selbst gezogen. Das extrem Böse ist nur dort möglich, wo diese selbstgeschlagenen und gewachsenen Wurzeln fehlen.“ [1] Während der Humanismus mit seiner ‚Mitnatürlichkeit‘ für Toleranz steht und Gewalt gegen Andersdenkende nicht als Handlungsoption ansieht, gilt für den Transhumanismus das Gegenteil – die Pflicht zur Widernatürlichkeit und das Bekämpfen Andersdenkender. Nicht umsonst verstehen sich die Oligarchen der großen IT-Konzerne als „Missionare“. Sie möchten die ganze Welt nach ihrem Bilde formen, um die Menschheit vor der Natur zu schützen oder vielleicht doch nur um ungehindert ihre Profite weiter in das Unermessliche steigern zu können. [43] Diese Entwicklung treibt nicht nur die Krankenstände der einzelnen Menschen in die Höhe; sie verändert die Gesellschaft hin zu einer kranken Gesellschaft – hin zu einer totalitären Gesellschaft: Kranke Menschen in einer kranken Gesellschaft. „ ... das wirklich Böse ist das, was bei uns sprachloses Entsetzen verursacht, wenn wir nichts anderes mehr sagen können als: Dies hätte nie geschehen dürfen." Das „größte begangene Böse ist das Böse, das von Niemandem getan wurde, das heißt, von menschlichen Wesen, die sich weigern, Personen zu sein." [1, S. 45, 101]

„Wenn der Industriekapitalismus der Art verheerend auf die Natur wirkte, welche Verheerungen wird der Überwachungs-Kapitalismus an der menschlichen Natur anrichten?" [68]

Verhaltensänderung für eine humane Zukunft

Eine menschliche Zukunft verlangt von uns Veränderungen unserer Ernährung, unserer Bewegung sowie Minderung der Umweltbelastung und vieles mehr; bis hin zur Verhaltensänderung bei der Nutzung der Datenverarbeitung. Diese Veränderungen betreffen uns nicht nur persönlich. Sie sollten auch in den Gemeinden, in der Politik, in der Wirtschaft, in den Finanzen in Angriff genommen werden.

Bezüglich der Verhaltensänderung bei der Nutzung der Datenverarbeitung erinnern wir uns an die Feststellung von S. Zuboff: „Die ganze Unternehmung der Datenindustrie steht und fällt mit dem Absaugen der Rohdaten, ohne die sich der Überwachungskapitalismus nicht halten kann." [68] Es fehlt an regulierenden Maßnahmen nach dem Prinzip der Gegenseitigkeit. Eine Stärkung des Rechts auf Privatsphäre und eine Gewaltenteilung zum Beispiel auch im Internet muss gefordert und umgesetzt werden. Droht sonst nach dem Zeitalter der Massentierhaltung ein Zeitalter der ‚Massenhaltung von Menschen'?

Nur wenn die Menschen die moralischen und politischen Konsequenzen dieser neuen Wirtschaftsordnung richtig begreifen, können sie sich wirksam wehren. Dazu dient die Beschäftigung mit unserem Bewusstsein (Kapitel 1.2 Bewusst Sein) einem wichtigen Teil der ‚Black Box'. Eine Möglichkeit, sich zu wehren, sehe ich in einer Weigerung vieler einzelner Individuen, weiterhin Rohstoff in Form von Daten kostenfrei und unbegrenzt zur Verfügung zu stellen. Dies ist zum Beispiel durch Nutzung entsprechender Browser und durch Verhaltensänderung bezüglich Cookies möglich.[15] Dazu ist es notwendig, unser Bewusstsein und andere Teile unserer vom Behaviorismus in eine Black Box verbannten menschlichen Eigenschaften miteinzubeziehen und diese zu pflegen.

Auf dem Spiel steht nichts weniger als

- „...die Erwartung seitens des Menschen, Herr über sein eigenes Leben und Urheber seiner eigenen Erfahrungen zu sein;
- ... die innere Erfahrung, aus der wir den Willen zum Wollen formen, und die öffentlichen Räume, in denen sich nach diesem Willen handeln lässt;
- das herrschende Prinzip sozialer Ordnung in einer Informationszivilisation und unser Recht als Individuen und Gesellschaften, eine Antwort auf die alten Fragen zu finden: ‚Wer weiß? Wer entscheidet? Wer entscheidet, wer entscheidet?' Eine wichtige Aufgabe wäre, im Zeitalter der Digitalisierung die Demokratie neu zu denken." [68]
- die Zukunft unserer Menschlichkeit - unsere Naturverbundenheit;

Grundlage für dieses Denken und Handeln kann jeder für sich schaffen:

1. **Er-kenne Dich Selbst:** dazu wenden wir uns der Wahrnehmung der Wirklichkeit im Zusammenhang mit unserem Verständnis von Körpersignalen zu (als Beispiel Schmerz: Wie ist unser Verständnis von Schmerz als Körpersignal?) Wie können wir die Information, die uns der Körper mit seinen Signalen gibt, besser verstehen?

[15] `https://www.torproject.org/`; `https://duckduckgo.com/?va=z&t=hr`; `https://www.chip.de/downloads/Opera-64-Bit_53375941.html`

2. **Hüte dich vor der bedingungslosen Ehrfurcht vor Diagnosen, Experten und diagnostischen Geräten/Labor.** Entscheidungen sollten zu achtzig Prozent der eigenen Wahrnehmung folgen. Vom Therapeuten/Experten erhobene Befunde, Technik, Labor, diagnostische Apparate etc. (Thema falsch positive Laborbefunde) sollten lediglich 20 % Einfluss auf meine endgültige Entscheidung ausmachen.

3. **Handele friedlich anderen und dir gegenüber.** Versuche mit deinem Innersten verbunden zu sein (Black Box der Behavioristen und der Dataisten). Pflege deinen Auto-Piloten.

4. **Die Demokratie stärken:** Demokratie und Digitalisierung können wir durch Transparenz und Vertrauensbildung stärken und in ein gemeinsames System integrieren. Notwendig ist dazu ein gesundes **Misstrauen** gegenüber Big Data, Transhumanismus, synthetischer Biologie. Denn **Täuschung** ist die Grundlage des Erfolgs der Konzerne: „Erst handeln und später entschuldigen" ist die Taktik. Dies hat die großen Konzerne überhaupt erst so erfolgreich gemacht. (GAFAM: Google, Apple, Facebook, Amazon, Microsoft u. a.). Hier geht es um unsere Gesundheit und die Zukunft unserer Kinder und Enkel...

5. Das Ziel sollte eine Kommunikation mit deinen Partnern und den Konzernen **auf Augenhöhe** sein. (Denke gelegentlich auch über die „Künstliche Dummheit" –KD- der künstlichen Intelligenz –KI- nach).

Mit diesem Buch möchte ich eine Hilfestellung bei der Ausbildung von mitmenschlichem Bewusstsein und Anregungen für Verhaltensweisen geben, mit denen der Leser für sich seine innere Harmonie steigern und seinen inneren Frieden gestalten kann. So, dass die Ganzheit von Körper und Geist sowie die Verbundenheit mit der Mitwelt für den Einzelnen wahrnehmbar wird.

Die ganzheitliche integrierte Wahrnehmung unseres Körpers, unseres Geistes und unserer Umwelt, so wie sie am Beginn des Buches beschrieben wurde, ist nur mit Hilfe eines mitnatürlichen Bewusstseins möglich.

Das mitnatürliche Bewusstsein ist Grundlage der Gesundheit des Menschen und der Gesellschaft.

Widernatürlichkeit zerstört jegliche Harmonie und Ganzheit. Der Mensch steht weder über noch neben der Natur; der Mensch ist Teil der Natur. Deshalb ist eine Mitnatürlichkeit gleichzeitig eine Mitmenschlichkeit, während eine Widernatürlichkeit gegen den Menschen, gegen den Humanismus und gegen Individualität und Freiheit gerichtet ist.

Der Glauben an die *Unverletzlichkeit des Individuums* ist die Voraussetzung für die *Selbstbestimmung*. Diese Selbstbestimmung ist die Quelle der *Individualität* und diese Individualität ist die tragende Säule der *Freiheit*. Für seine persönliche Unverletzlichkeit muss der Mensch Sicherheit wahrnehmen und in der Lage sein, frei zu kommunizieren. Dies sind die Voraussetzungen für **Freiheit und Demokratie**.

Dabei stehen die Verantwortung und die Schuld des Einzelnen im Gegensatz zum System, in dem wir leben: In wie weit kann der Einzelne das kleine Zahnrad bleiben, ohne Schuld auf sich zu laden und ohne individuelle Verantwortung für seine Handlung zu übernehmen? In „Die Gebrüder Karamasow“ von Dostojewski fragt Fedor Pawlowitsch Dimitri K. den Staetz Starow: Was muss ich tun, um erlöst zu werden? Woraufhin der Staretz Starow erwidert: Vor allem belüge Dich nicht selbst! [1] Dies käme einem Betrug gegen das eigene Selbst gleich, der die Selbstachtung beschädigen könnte. Durch die Pflicht sich selbst gegenüber, scheint moralisches Verhalten vor allem vom Umgang des Menschen im Gespräch mit sich selbst abzuhängen.

Die Voraussetzungen eines ganzheitlichen Bewusstseins wurden an seinem 70. Geburtstag am 16. April 1959 von C. Chaplin beschrieben: Vertrauen, Authentisch-Sein, Reife, Ehrlichkeit mit sich, Selbstliebe, Demut, Bewusstsein, Herzensweisheit.

Als ich mich selbst zu lieben begann,
habe ich verstanden, dass ich immer und bei jeder Gelegenheit,
zur richtigen Zeit am richtigen Ort bin
und dass alles, was geschieht, richtig ist –
von da an konnte ich ruhig sein.
Heute weiß ich: Das nennt man „VERTRAUEN".

Als ich mich selbst zu lieben begann,
konnte ich erkennen, dass emotionaler Schmerz und Leid
nur Warnungen für mich sind, gegen meine eigene Wahrheit zu leben.
Heute weiß ich: Das nennt man „AUTHENTISCH SEIN".

Als ich mich selbst zu lieben begann,
habe ich aufgehört, mich nach einem anderen Leben zu sehnen
und konnte sehen, dass alles um mich herum eine Aufforderung zum Wachsen war.
Heute weiß ich, das nennt man „REIFE".

Als ich mich selbst zu lieben begann,
habe ich aufgehört, mich meiner freien Zeit zu berauben,
und ich habe aufgehört, weiter grandiose Projekte für die Zukunft zu entwerfen.
Heute mache ich nur das, was mir Spaß und Freude macht,
was ich liebe und was mein Herz zum Lachen bringt,
auf meine eigene Art und Weise und in meinem Tempo.
Heute weiß ich, das nennt man „EHRLICHKEIT".

Als ich mich selbst zu lieben begann,
habe ich mich von allem befreit, was nicht gesund für mich war,
von Speisen, Menschen, Dingen, Situationen
und von Allem, das mich immer wieder hinunterzog, weg von mir selbst.
Anfangs nannte ich das „Gesunden Egoismus",
aber heute weiß ich, das ist „SELBSTLIEBE".

Als ich mich selbst zu lieben begann,
habe ich aufgehört, immer recht haben zu wollen,
so habe ich mich weniger geirrt.
Heute habe ich erkannt: das nennt man „DEMUT".

Als ich mich selbst zu lieben begann,
habe ich mich geweigert, weiter in der Vergangenheit zu leben
und mich um meine Zukunft zu sorgen.
Jetzt lebe ich nur noch in diesem Augenblick, wo ALLES stattfindet,
so lebe ich heute jeden Tag und nenne es „BEWUSSTHEIT".

Als ich mich zu lieben begann,
da erkannte ich, dass mich mein Denken
armselig und krank machen kann.
Als ich jedoch meine Herzenskräfte anforderte,
bekam der Verstand einen wichtigen Partner.
Diese Verbindung nenne ich heute „HERZENSWEISHEIT".

Wir brauchen uns nicht weiter vor Auseinandersetzungen,
Konflikten und Problemen mit uns selbst und anderen fürchten,
denn sogar Sterne knallen manchmal aufeinander
und es entstehen neue Welten.
Heute weiß ich: „DAS IST DAS LEBEN"!

Anhang

Die Polyvagale Theorie des vegetativen Nervensystems

GRUNDLAGEN
Die Polyvagal-Theorie erklärt die Grundlagen der Geist-Körper-Umwelt-Beziehungen. Sie bekräftigt die wichtige Rolle sozialer Interaktionen und sozialer Verbundenheit bei der Aufrechterhaltung des menschlichen Wohlbefindens. Sie hat bedeutende Auswirkungen auf die körperliche und geistige Gesundheit, da sie nahelegt, dass viele Krankheiten, die derzeit als nicht zusammenhängend angesehen werden, in Wirklichkeit durch bedrohungsbedingte Fehlregulationen des automatischen Zustands entstehen, die Prozesse im inneren Gleichgewicht auf höchst vorhersehbare Weise stören. Die Theorie schlägt vor, dass körperliche, emotionale und kognitive Symptome von Stress mit gemeinsamen neuralen Schaltkreisen verbunden sind, die an der Regulierung des vegetativen Nervensystems beteiligt sind. Sie schlägt vor, die Behandlung auf neue Art und Weise zu betrachten, und wird zu neuen Interventionen führen, die die zugrunde liegende neurophysiologischen Störungen (Dysregulation) direkt ansprechen.

NEURONALE SCHALTKREISE
Die dargestellten neuronalen Schaltkreise des Verhaltens prägen
-physischer körperlicher Zustand(Herzfrequenz, Atmung, Erregung),
-wie wir uns selbst erleben
-Was wir fühlen und denken
-wie wir die Welt interpretieren, und
-das uns zur Verfügung stehende Verhalten
Die neuronalen Schaltkreise repräsentieren verschiedene physikalische Zustände, die unsere Realität filtern und formen, indem sie unsere Erfahrungen, Wahrnehmungen und unser Verhalten beeinflussen und zuweilen verzerren. Wenn wir Bedrohung erleben, sehen, hören und fühlen wir andere Dinge als wenn wir Sicherheit erleben. Auf diese Weise formen die neuronalen Schaltkreise unsere Erfahrung der Realität.

NEUROZEPTION
Die neuronale Wahrnehmung ist das neuronale Erkennen von Sicherheit oder Bedrohung. Sie basiert auf unsere meist unbewussten automatisierten Körperwahrnehmung, welche reflexartig körperliche Veränderungen im Körper auslösen. Diese dienen dann als neuronale Schaltkreise für bestimmte Verhaltensbereiche. Wenn Menschen eine Neuronale Wahrnehmung von Sicherheit erleben, wird unser Körper durch ventral vagale Schaltkreise reguliert. Dabei finden wir das innere Gleichgewicht: Verbundensein, Ruhe und Verdauung. Wenn wir eine Neuronale Wahrnehmung von Bedrohung erleben, zieht sich dieses ventral vagale System zurück. Es stehen dann zwei weitere Schaltkreise als Verteidigungssysteme zur Verfügung: ein sympathisches (Kampf/Flucht) System, das die Erregung erhöht und unseren Körper darauf vorbereitet, aktiv auf die Gefahr zu reagieren, oder ein dorsal vagales (Immobilisierung) System, das den Körper als Reaktion auf die Lebensbedrohung herunterfährt. In Abwesenheit von Bewusstsein entscheidet unser Körper automatisch mit Hilfe des autonomen vegetativen Nervensystems (ANS) für uns, welche Schaltkreise aktiviert werden. Solange wir überleben, hat der Körper weise gewählt. Bedrohungszustände können jedoch oft Restwirkungen haben.

Abbildung 20: Nach Poster (1): Die polyvagale Theorie – Polyvagal Theory
Quelle: `https://restorativepractices.com/wp-content/uploads/2020/04/mockup-608c4202.jpg`

Die drei Haupt-Schaltkreise des vegetativen Nervensystems in Abbildung 22 sind

Der VENTRAL VAGALE Schaltkreis (Sicherheit)
Das ventral-vagale System & spezielle viszerale Efferenzpfade = das soziale Nervensystem

Wenn wir uns sicher fühlen, bringt uns das soziale Nervensystem in einen ruhigen Zustand, welcher funktional die Verbindung mit Anderen ermöglicht (Grün). Dieses System vereint die Regulierung des Gesichts und der Stimme (Hirnnerven V, VII, IX und XI) mit dem Herzen und den Wegen in die Lunge (Ventralbahnen des Vagusnervs). Es erlaubt uns, sich auf die Stimmen, Gesichter und Gesten Anderer einzustellen. Durch dieses System projizieren wir unsere Emotionen und physiologischen Zustände auf unser Gesicht und unsere Stimme. Dies ermöglicht es uns, wechselseitige, soziale Bindungen aufzubauen. Der dazugehörige vordere Vagusnerv hat eine Ummantelung (Myelon)

Der SYMPATISCHe Schaltkreis (Gefahr)
Das sympatische Nervensystem mobilisiert uns, um auf eine Bedrohung zu reagieren. In unserem Bestreben zu überleben, zieht sich das ANS als Reaktion auf eine Wahrnehmung von Gefahr (orange) aus dem ventral-vagalen Zustand zurück und stellt sich neu ein, um die Körperbewegung zu fördern. Sympathische Zustände sind hochenergetisch (mobilisierend) und polarisierend (hilft uns herauszufinden, wer für uns und wer gegen uns ist – Freund oder Feind?). Wenn wir uns in sympathische Zustände begeben, verlieren unsere Gesichter die Fähigkeit, warme und positive Emotionen auszudrücken, unsere Stimmen verlieren an Prosa (melodische Qualität), und unsere Ohren nehmen den Klang menschlicher Stimmen weniger wichtig und konzentrieren sich stattdessen auf niedrige Frequenzen (z.B. Raubtiergeräusche).

Der DORSAL-VAGALE Schaltkreis (Lebensbedrohung)
Eine Wahrnehmung von Lebensbedrohung versetzt das ANS in eine evolutionär uralte Verteidigungsstrategie: das dorsale vagale System (rot) – entspricht dem Totstellreflex von Tieren.
Größtenteils ist es ein System, welches die Organe unterhalb des Zwerchfells, einschließlich unseres Darms beeinflusst. Der dorsal-vagale Nerv hat keine Ummantelung wir der vordere Vagus (unmyelinisiert). Wenn dieser Schaltkreis zur Verteidigung rekrutiert wird, senkt er die Stoffwechselrate und lähmt den Körper, indem er unsere Systeme in den Stillstand, die Taubheit und die Ohnmacht stürzt, während er die natürlichen Schmerzmittel des Körpers (endogene Opiate) freisetzt, um die Qualen des erwarteten Todes zu mindern. Dies ist unsere primitivste Reaktion im Fall von Bedrohung.

Aus den drei Schaltkreisen ergeben sich sieben Verhaltensmuster der Sicherheit und Bedrohung

1. SOZIALES ENGAGEMENT = Das soziale Nervensystem
Der ventral - vagale Schaltkreis & spezielle Inputs der inneren Organe(viszerale Efferenzpfade)
Wenn wir uns sicher fühlen, bringt uns das soziale Bindungssystem in einen ruhigen Zustand, welcher funktional die Verbindung mit anderen ermöglicht - Verbundensein. Dieser Schaltkreis vereint die Regulierung des Gesichts und der Stimme (Hirnnerven V, VII, IX und XI) mit dem Herzen und den Wegen in die Lunge (Ventralbahnen des Vagusnervs). Es erlaubt uns, sich auf die Stimmen, Gesichter und Gesten anderer einzustellen. Durch dieses System projizieren wir unsere Emotionen und physiologischen Zustände auf unser Gesicht und unsere Stimme. Dies ermöglicht uns wechselseitige, soziale Bindungen aufzubauen.

Abbildung 21: Nach Poster (2): Die polyvagale Theorie – Polyvagal Theory
Quelle: https://restorativepractices.com/wp-content/uploads/2020/04/mockup-608c4202.jpg

2.SPIEL – "Freundschaftlicher Wettkampf"
HYBRID: Ventral Vagal & Sympathikus
Wenn wir im Spiel sind, ist sowohl unser ventral-vagaler als auch unser sympathischer Schaltkreis aktiv und ermöglicht es uns, unseren Körper zu bewegen und sozial zu sein. Das ventral-vagale System hält das Spiel gesellig. Zieht es sich zurück, entwickelt sich das Spiel zu einem Wettbewerb und Konflikt. Durch die Polyvagal-Linse betrachtet, ist das Spiel eine neuronale Übung

3.INTIMITÄT
HYBRID: Ventral Vagal & Dorsal Vagal
Intimität tritt auf, wenn das ventral-vagale System im Tandem mit dem dorsal-vagalen System aktiv ist. Dieser Zustand ermöglicht es uns, Mitgefühl für uns selbst und für Andere zu empfinden. Die lähmende dorsal-vagale Erfahrung der Unbeweglichkeit wird durch ventral-vagalen Einflüsse aufgeweicht, so dass die Erfahrung der Unbeweglichkeit ohne Angst ist und die Fähigkeit hat, Stille zu begrüßen (Meditation). Die Kanten werden weicher, die Körper passen sich einander an. Wir erlauben uns, Berührung zu empfangen, berührt zu werden. - im wörtlichen und im übertragenen Sinne - durch unsere eigenen Erfahrungen und die Erfahrungen Anderer.

4. KAMPF
Sympathikus
Im Kampf nimmt die sympathische Aktivierung die Form von Aggression und Konfrontation an. Emotional ist sie mit dem Wutkontinuum verbunden: von Irritation über Ärger bis hin zu Wut.

5.FLUCHT
Sympathikus
Bei der Flucht nimmt die sympathische Aktivierung die Form von Vermeidung und Flucht an, um der Bedrohung zu entkommen Emotional ist sie mit dem Angstkontinuum verbunden: von Sorge über Angst bis hin zu Terror.

6.SCHOCK
HYBRID: Sympathikus & Dorsaler Vagus
Wenn wir sagen, dass jemand vor Angst erstarrt ist, beziehen wir uns auf eine Mischung aus sympathischem und dorsal-vagalem Schaltkreis. Während der Sympathikus die Muskeln starr hält, immobilisiert das dorsal-vagale System.

7.Shut Down
Das dorsal-vagale System
Das dorsal-vagale System führt zu Kollaps und Shutdown. Es ist als Zustand der Überwältigung mit einem Whrnehmen von Ausweglosigkeit verbunden, das von Geistesabwesenheit über Dissoziation bis hin zu Depersonalisation reicht. Am extremen Ende dieses Kontinuums kann die Person ohnmächtig werden und das Bewusstsein verlieren.

Abbildung 22: Nach Poster (3): Die polyvagale Theorie – Polyvagal Theory
Quelle: `https://restorativepractices.com/wp-content/uploads/2020/04/mockup-608c4202.jpg`

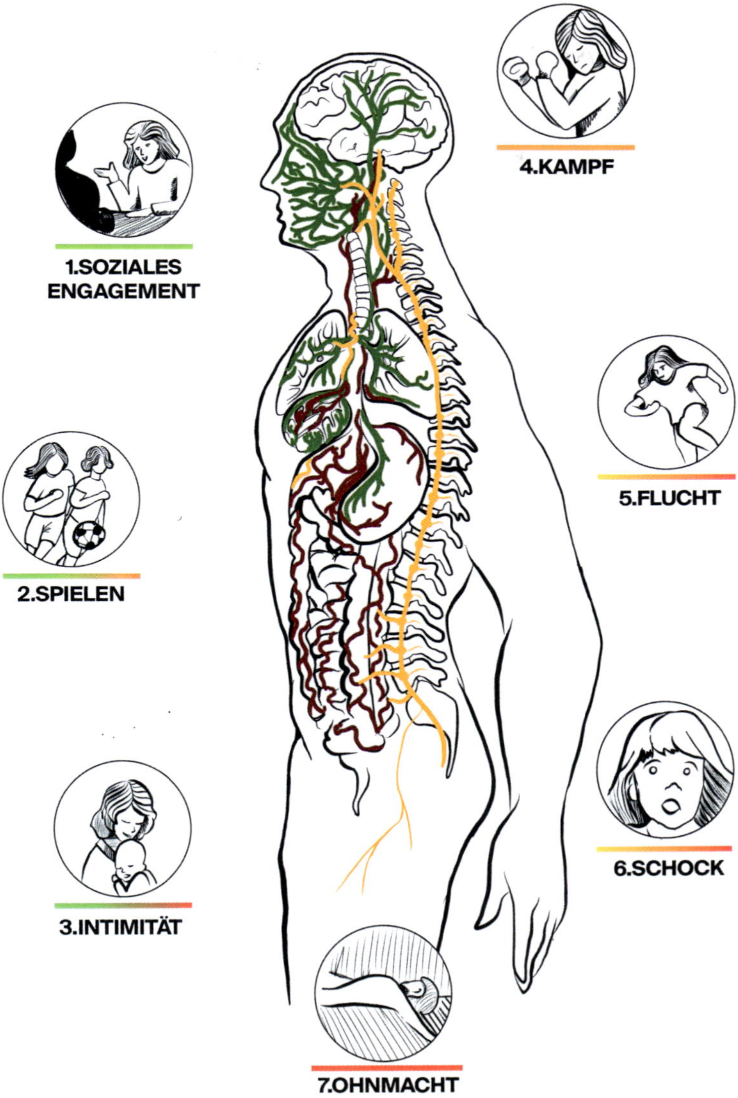

Abbildung 23: Nach Poster (4): Die polyvagale Theorie – Polyvagal Theory
Quelle: https://restorativepractices.com/wp-content/uploads/2020/04/mockup-608c4202.jpg

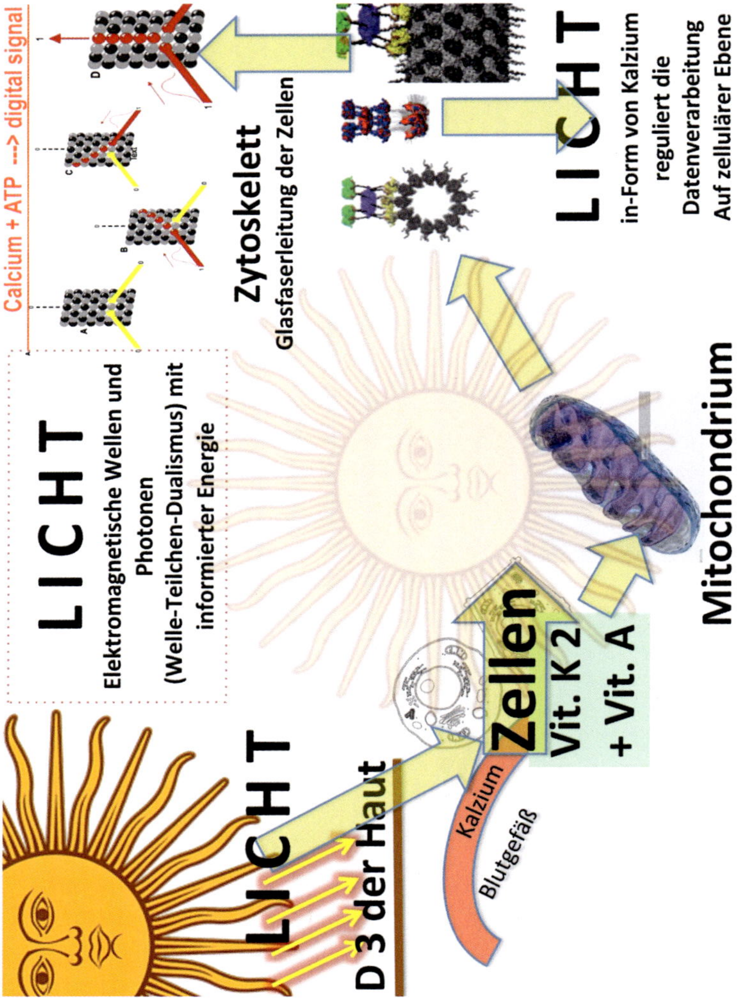

Abbildung 24: Licht in unseren Zellen: Licht transportiert seine Energie und Information von der Sonne bis zur Datenverarbeitung in unsere Zellen

Literaturverzeichnis

[1] H Arendt. *Über das Böse. Eine Vorlesung zu Fragen der Ethik*. München: Piper, 2007.

[2] CG Arvay. *Wir können es besser. Wie Umweltzerstörung die Corona-Pandemie auslöste und warum ökologische Medizin unsere Rettung ist*. Köln: Bastei Lübbe, 2020.

[3] J Bauer. *Das kooperative Gen. Evolution als kreativer Prozess*. Hamburg: Hoffmann und Campe, 2010.

[4] E Baur, E Fischer und F Lenz. *Grundriss der menschlichen Erblichkeitslehre und Rassenhygiene*. WENTWORTH PR, 2016.

[5] RO Becker und G Selden. *The Bodyelectric – Körperelektrizität. Elektromagnetismus und der Ursprung des Lebens*. St Gallen: Leben Verlag, 1999.

[6] JE Berendt. *Nada Brahma. Die Welt ist Klang*. 3. Auflage. Frankfurt/M: Suhrkamp, 2012.

[7] PL Berger und T Luckmann. *Die gesellschaftliche Konstruktion der Wirklichkeit. Eine Theorie der Wissenssoziologie*. In: I Illich. *Die Nemisis der Medizin*. München: CH Beck, 1995.

[8] M Bischof. „ENERGIEMEDIZIN – EIN NEUES PARADIGMA IN DER MEDIZIN? Energiemedizin – Heilkunst der Zukunft“. In: *Esotera* 8;9 (2000).

[9] D Bohm. In: HP Dürr. *Physik und Transzendenz*. 2. Auflage. Harari, Y (2017): Homo Deus – Eine Geschichte von Morgen; C.H. Beck, München s. 3. München: CH Beck, 2012.

[10] M Born. *Physik und Metaphysik*. In: *Physik und Transzendenz*. Hrsg. von HP Dürr. 2. Auflage. Frankfurt/M: Fischer Scherz, 2012.

[11] F Capras und PL Luisi. *The Systems View of Life. A Unifying Vision*. Cambridge: Cambridge UP, 2014.

[12] D Dana. *Die Polyvagal-Theorie in der Therapie. Den Rhythmus der Regulation nutzen*. Übers. von T Kierdorf und H Höhr. Mit einem Vorw. von SW Porges. Lichtenau, Westf: G. P. Probst, 2019.

[13] S Dehaene. *Denken. Wie das Gehirn Bewusstsein schafft*. München: Knaus, 2014.

[14] A Dijksterhuis u. a. „On Making the Right Choice: The Deliberation-Without-Attention Effect“. In: *Sceince* (2006). URL: `http://www1.psych.purdue.edu/~gfrancis/Classes/PSY392/Dijksterhuisetal.pdf`.

[15] N Doidge. *Neustart im Kopf. Wie sich unser Gehirn selbst repariert*. 2. Auflage. Frankfurt aM: Campus, 2014.

[16] P Dosch. *Lehrbuch der Neuraltherapie nach Hunneke*. 14. Auflage. Stuttgart: Thieme, 1995.

[17] H Dreyfus. *Was Computer nicht können*. Frankfurt/M: Athenäum, 1989.

[18] HP Dürr und M Österreicher. *Wir erleben mehr als wir begreifen. Quantenphysik und Lebensfragen*. Freiburg im Breisgau: Herder, 2001. ISBN: 3-451-04847-7.

[19] D Eagleman. *Inkognito. Die geheimen Eigenleben unseres Gehirns*. Frankfurt/M.: Campus, 2012.

[20] L Fischer. *Neuraltherapie nach Huneke*. Stuttgart: Hippokrates, 2007.

[21] L Fleck. *Entstehung und Entwicklung einer wissenschaftlichen Tatsache. Einführung in die Lehre vom Denkstil und Denkkollektiv*. 12. Auflage. Berlin: Suhrkamp, 1980.

[22] H Foerster. *Wissen und Gewissen*. Berlin: Suhrkamp, 1993.

[23] H Foerster. *Cybernetics of Cybernetics, The Control of Control and the Communication of Communication. Original edition prepared by the students enrolled in the Cybernetics of Cybernetics, a course during the Fall Semester 1973 through the Spring Semester of 1974 at the University of Illinois, Urbana, Illinois*. Minneapolis: Future Systems Inc., 1995. ISBN: 978-0-9647044-0-4.

[24] H Foerster und B v Pörksen. *Wahrheit ist die Erfindung eines Lügners. Gespräche für Skeptiker*. Heidelberg: Carl Auer, 2011.

[25] H Fröhlich. *Biological Coherence and Response to External Stimuli*. Berlin/Heidelberg: Springer, 1988.

[26] G Gigerenzer. *Bauchentscheidungen. Die Intelligenz des Unbewussten und die Macht der Intuition*. München: Goldmann, 2007.

[27] J Gleick. *Die Information. Geschichte, Theorie, Flut*. München: Redline, 2011.

[28] T Görnitz. *Der kreative Kosmos. Geist und Materie aus Information*. Heidelberg: Spektrum Akademischer Verlag, 2002, 353, geringe Änderungen vom Autor.

[29] T Görnitz und B Görnitz. In: *Von der Quantenphysik zum Bewusstsein*. Heidelberg: Springer, 2016.

[30] Y Harari. *Homo Deus. Eine Geschichte von Morgen*. München: CH Beck, 2017.

[31] Y Harari. *21 Lektionen für das 21. Jahrhundert*. München: CH Beck, 2018.

[32] D Hofstaedter. *Gödel-Escher-Bach. Ein Endloses Geflochtenes Band*. Stuttgart: Klett-Cotta, 2016.

[33] Y Hofstetter. *Das Ende der Demokratie. Wie die künstliche Intelligenz die Politik übernimmt und uns entmündigt*. München: Random House, 2018.

[34] D Hummel und T Kluge. *Sozial-ökologische Regulation*. Berendt, JE (2012,3): Nada Brahma. Die Welt ist Klang. Suhrkamp, Frankfurt/M. S. 174. Berlin: Dt. Inst. Für Urbanistik, 2004.

[35] S Hustvedt. *Die Illusion der Gewissheit*. Reinbek: Rowohlt, 2020.

[36] J Huxley. *New bottles for new wine*. Readers Union, Chatto & Windus, 1957.

[37] I Illich. *Die Enteignung der Gesundheit. Medical Nemesis – Die Medizin ist zu einer Hauptgefahr für die Gesundheit geworden*. Reinbek: Rowohlt, 1975.

[38] I Illich. *Die Nemisis der Medizin. Die Kritik der Medikalisierung des Lebens*. München: CH Beck, 1995.

[39] M Jansen. *Digitale Herrschaft. Über das Zeitalter der globalen Kontrolle und wie Transhumanismus und synthetische Biologie das Leben neu definieren*. Stuttgart: Schmetterling, 2015.

[40] E Jantsch. *Selbstorganisation des Universums. Vom Urknall zum menschlichen Geist*. München: Carl Hanser, 1992.

[41] D Kahneman. *Schnelles Denken, langsames Denken*. München: Siedler, 2012.

[42] J Al-Khalili und J McFadden. *Der Quantenbeat des Lebens. Wie Quantenbiologie die Welt neu erklärt*. Berlin: Ullstein, 2015.

[43] SR Krebs. „Rezension: Digitale Herrschaft von Jansen". In: *Zeitschrift für Kultur und Weltanschauung* (2015). ISSN: 2191-060X.

[44] HR Maturana und FJ Varela. *Der Baum der Erkenntnis. Die biologischen Wurzeln menschlichen Erkennens*. Frankfurt/M: Fischer Taschenbuch, 2009.

[45] V Meißner. *Information als Medizin. DVD Vortrag Gesundheits-Medizin, Forum 16./17.5.2009*. 2009.

[46] T Metzinger. *Der Ego-Tunnel. Eine neue Philosophie des Selbst: Von der Hirnforschung zur Bewusstseinsethik*. Berlin: Berlin Verlag, 2010.

[47] *Mitochondrien-Newsletter Nr. 04 v. 14.4.2020: Zeit des Wandels von R. Bolzius*. 2020.

[48] G Nimtz. *Alles Leben hat nur eine Quelle: Elektrizität. Biophysikalische Abläufe kompakt erklärt*. Wiesbaden: Springer Fachmedien, 2017.

[49] R Penrose. *Schatten des Geistes. Wege zu einer neuen Physik des Bewusstseins*. Heidelberg: Spektrum Akademischer Verlag, 1994.

[50] R Penrose. *Computerdenken. Die Debatte um Künstliche Intelligenz, Bewusstsein und die Gesetze der Physik*. Heidelberg: Spektrum der Wissenschaft, 2009.

[51] S Porges. *Die Polyvagal-Theorie. Neurophysiologische Grundlagen der Therapie. Emotionen, Bindung, Kommunikation und ihre Entstehung*. Paderborn: Junfermann, 2010.

[52] I Prigogine und I Stengers. *Dialog mit der Natur. Neue Wege naturwissenschaftlichen Denkens*. 5. Auflage. München: Piper, 1986.

[53] S Rosenberg. *Der Selbstheilungsnerv. So bringt der Vagus-Nerv Psyche und Körper ins Gleichgewicht*. Kirchzarten: VAK Verlags GmbH, 2018.

[54] K Schwab. *Die vierte industrielle Revolution*. 2. Auflage. München: Pantheon-Random, 2016.

[55] R Siegel. *Galen on Psychology, Psychopathology, and Function and Diseases of the Nervous System. An Analysis of his Doctrines, Observations and Experiments*. Freiburg: Karger, 1973.

[56] CW Smith und B Simon. *Electromagnetic Man. Health and Hazard in the electrical environment*. New York: St. Martin's Press, 1989.

[57] A Unzicker. *Die mathematische Realität. Warum Raum und Zeit eine Illusion sind*. Eigenverlag Unzicker, 2020.

[58] F Vester. *Neuland des Denkens. Vom technokratischen zum kybernetischen Zeitalter*. 5. Auflage. München: dtv, 1988.

[59] F Vester. *Die Kunst vernetzt zu denken. Ideen und Werkzeuge für einen neuen Umgang mit Komplexität*. München: dtv, 2011.

[60] F Vester und G Henschel. *Krebs. Fehlgesteuertes Leben*. 5. Auflage. München: dtv, 1991.

[61] H Walach. 2020. URL: `https://harald-walach.de/methodenlehre-fuer-anfaenger/17-was-ist-eine-wissenschaftliche-tatsache-ein-kleines-fallbeispiel-der-masernprozess` (besucht am 13. 12. 2020).

[62] P Weingart, J Kroll und K Bayertz. *Rasse, Blut und Gene. Geschichte der Eugenik und Rassenhygiene in Deutschland*. Berlin: Suhrkamp, 1992.

[63] N Wingfield. „Pokemon Go Brings Augmented Reality to a Mass Audience". In: *New York Times* 7/2016 (2016).

[64] T Winograd und F Flores. *Understanding Computers and Cognition. A New Foundation for Design*. Reading, Massachusetts: Addison-Wesley, 1987.

[65] O Wolff. *Untersuchung über die Mortalität in der Evangelischen Sophiengemeinde von 1855 bis 1864*. Berlin: Institut für Geschichte der Medizin der Freien Universität, 1985.

[66] O Wolff. *NetzwerkMensch. Information, Energie, Materie*. Berlin: Lehmanns Media, 2015.

[67] O Wolff. *Die NetzwerkMensch-Praxis. Die Entdeckung der erweiterten Sicht für Diagnostik und Therapie*. Berlin: Lehmanns Media, 2020.

[68] S Zuboff. *Das Zeitalter des Überwachungskapitalismus*. Im Amerikanischen: The Age of Surveillance Capitalism. The Fight for a Human Future at the Frontier of Power (2019); Public Affairs, New York. München: Pendo Verlag-Piper, 2018.

Abbildungsverzeichnis

1 Landkarte der Egger Alm an der österreichisch-italienischen Grenze samt zugehöriger Landschaft (beides aus OpenStreetMap); eigenes Bild . . . 14
2 ‚Kleiner wird einfacher' . . . 15

3 Projektion aus dem Kopf auf einen Bildschirm (s. Seite 63) . . . 26
4 Altersspezifische Sterblichkeit (Gestorbene je 1000 Lebende) . . . 28
5 Durchschnittliche Lebenserwartung . . . 28
6 Körper – Geist – Umwelt . . . 50
7 Auto-Pilot, polyvagale Theorie und die Theorie von Kahneman . . . 56
8 Der Flaschenhals des Bewusstseins . . . 63
9 Auto-Pilot, polyvagale Theorie und die Theorie von Kahneman . . . 64
10 Die postiven Wirkungen von D 3 bei Erkrankungen unterschiedlichster Genese . . . 68
11 Die Evolution der Erde . . . 70
12 Tabelle Wissenschaft und Pseudowissenschaft `https://www.answers-in-reason.com/science/logic-reason-and-pseudo-science` 72
13 Zuordnungen und -graphen . . . 79
14 Lorenz-Attraktor als Beispiel für die Darstellung von Selbstregulation, Selbstorganisation und Integration . . . 80
15 Röhre (A), Berg (B), „Elefant und die 7 Weisen" (C) – sieben Experten untersuchen einen Elefanten . . . 84
16 Die HELIX der evolutionären Kybernetik . . . 93
17 Die HELIX mit Zusatz (Struktur-Funktion/Genetik-Epigenetik, Körper/ Bewusstsein...) . . . 96

18 Mitochondropathie . . . 144
19 Tabelle das Polyvagale Nervensystem, schnelles und langsames Denken nach Kahnemann etc. korrelieren mit dem Auto-Pilot-System von NetzwerkMensch . . . 154
20 Nach Poster (1): Die polyvagale Theorie – Polyvagal Theory Quelle: `https://restorativepractices.com/wp-content/uploads/2020/04/mockup-608c4202.jpg` . . . 166
21 Nach Poster (2): Die polyvagale Theorie – Polyvagal Theory Quelle: `https://restorativepractices.com/wp-content/uploads/2020/04/mockup-608c4202.jpg` . . . 167
22 Nach Poster (3): Die polyvagale Theorie – Polyvagal Theory Quelle: `https://restorativepractices.com/wp-content/uploads/2020/04/mockup-608c4202.jpg` . . . 168

23 Nach Poster (4): Die polyvagale Theorie – Polyvagal Theory Quelle: `https://restorativepractices.com/wp-content/uploads/2020/04/mockup-608c4202.jpg` 169
24 Licht in unseren Zellen: Licht transportiert seine Energie und Information von der Sonne bis zur Datenverarbeitung in unsere Zellen 170